# 林创坚 教授

# 临证经验集成

林创坚　陈国华　主编

**图书在版编目（CIP）数据**

林创坚教授临证经验集成 / 林创坚，陈国华主编. —广州：
广东科技出版社，2022.11
ISBN 978-7-5359-7896-7

Ⅰ.①林… Ⅱ.①林…②陈… Ⅲ.①中医临床—经验—
中国—现代 Ⅳ.①R249.7

中国版本图书馆CIP数据核字（2022）第111614号

## 林创坚教授临证经验集成
Lin Chuangjian Jiaoshou Linzheng Jingyan Jicheng

出 版 人：严奉强
责任编辑：曾永琳 王 珈
装帧设计：友间文化
责任校对：高锡全
责任印制：彭海波
出版发行：广东科技出版社
　　　　　（广州市环市东路水荫路11号　邮政编码：510075）
销售热线：020-37607413
http://www.gdstp.com.cn
E-mail：gdkjbw@nfcb.com.cn
经　　销：广东新华发行集团股份有限公司
印　　刷：广州一龙印刷有限公司
　　　　　（广州市增城区荔新九路43号1栋自编101房　邮政编码：511340）
规　　格：889 mm×1 194 mm　1/32　印张9.625　字数230千
版　　次：2022年11月第1版
　　　　　2022年11月第1次印刷
定　　价：68.00元

# 编委会

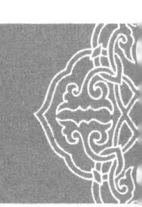

# 序

### Preface

　　我是在2003年第二期中医整脊科医师培训班认识林创坚教授的。他当时任骨伤科主任，作为中医整脊界的知名专家，他多次出席中医整脊常见病诊疗指南的论证会及中华中医药学会整脊分会的学术年会，并在学术交流会议上分享经验。他发表的多篇专科SCI（科学引文索引）论文，使中医骨伤科学名扬海外。

　　林创坚教授身兼数职，不仅是广东省名中医师承项目指导老师、广州中医药大学硕士研究生导师、广东省中医药学会整脊专业委员会副主任委员、中华中医药学会整脊分会和世界中医药学会联合会脊柱健康专业委员会常务理事等，而且担任过汕头市中医医院院长，现任汕头市中医医院党委书记。

　　毛主席曾教导我们："中国医药学是一个伟大的宝库，应当努力发掘，加以提高。"林创坚教授自学医之日起，时刻牢记毛主席的教导，兢兢业业地躬耕临床，获得多项荣誉。他既是广东省劳动模范，也是汕头市青年科技带头人。他不忘初心、牢记使命，三十多年来坚持坐诊和查房带徒。因此学生们将他的临证经验总结编著成《林创坚教授临证经验集成》一书。

习近平主席指示："要遵循中医药发展规律，传承精华，守正创新，加快推进中医药现代化、产业化，坚持中西医并重，推动中医药和西医药相互补充、协调发展。"《林创坚教授临证经验集成》正是在这大好形势下应运而生。

林创坚教授谨记毛主席的教导和习近平主席的指示，将他的著作公布于世，传承精华，守正创新。我们借用毛主席的《卜算子·咏梅》："风雨送春归，飞雪迎春到。已是悬崖百丈冰，犹有花枝俏。俏也不争春，只把春来报。待到山花烂漫时，她在丛中笑。"这正是林创坚教授的精神写照。斯为序。

韦以宗

2021年6月2日

于北京以宗整脊医学研究院

# 前　言
## Foreword

　　中国医药学是一个伟大的宝库，推拿手法是其中极具特色的重要组成部分。为继承和弘扬优秀传统文化，吸收和发扬中医学精华，现谨将名中医林创坚教授的临床手法经验及学术思想加以整理总结，以期与同道交流学习。

　　林创坚教授经过数十年的临床积累，在整体观念、辨证论治思想的指导下，溯源《黄帝内经》及推拿古籍，吸收传统手法的经验优势，汲取现代推拿流派大家的学术精髓，将对症处理、针对性不强的现有推拿体系加以总结改良，并通过多年的实证研究，初步形成了一系列特色推拿手法，它们在改善患者疼痛、麻木、眩晕等症状方面具有独特的优势，提供了可供临床参考的脊柱相关疾病诊疗方案及操作规范。他所创立的肌松调整等手法对于脊柱相关疾病"筋伤为先"的关键病机具有明确的治疗针对性，寓含中医整体观念和"通"法的内涵，具有筋骨并治、精准对症的特点，因而取得了显著的治疗效果，值得在临床中进一步推广。

在本书初创阶段，我们便明确了"继承传统推拿思想、结合现代诊疗技术、体现林氏学术特色"的指导思想。在结合古今手法理论和临床实践的基础上，本书重点介绍了林创坚教授治疗脊柱相关疾病的学术经验和实践心得。

现将林创坚教授多年积累之推拿整脊理论、技法及经典案例进行归类整理，结合林创坚教授的学术思想、临床诊疗实践经验，汇编成册。本书拟以经验理论为经，以临床诊疗各论为纬，概括林创坚教授多年临证之经验，并管窥推拿手法理、法、方、术多个方面的内容。希望本书能为广大医疗工作者日后研究手法治疗脊柱、内科等的疾病提供更多思路，也让具有传统中医特色的推拿手法得到继承和创新。

由于本书编写人员的水平有限，行文难免出现错漏之处，希望本书的读者不吝指教，以便我们不断改进。

在本书付梓之际，我们向在编写过程中提供大力支持和无私协助的各位领导、专家及同道学者，向抽暇参与终稿审阅和修订的各位专家和顾问表示衷心的感谢！

编者

2021年5月31日

# 目录
## Contents

第二章

# 推拿手法研究进展

第三章

# 林创坚教授阅片技巧

第四章

# 颈椎病

# 第五章
# 胸部、肩部疾病

第六章

# 腰椎疾病

第七章

# 骨盆骶髂部疾病

# 第八章
# 内科疾病

# 第十章

# 骨折与脱位

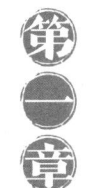

# 第一章 林氏推拿手法学术思想概论

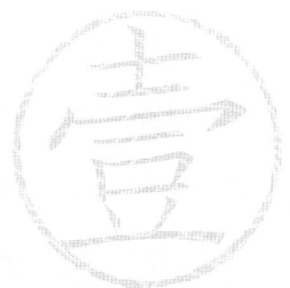

# ❧ 第一节 ❧
# 对脊柱相关疾病的基本认识

根据以往的流行病学分析，脊柱相关疾病本常见于中老年人，但随着人们生活水平的提高、信息技术的普及，手机、计算机等电子产品已成为大多数人日常生活中的必备物品，长期使用电子产品改变了脊柱及周围组织的受力特点和空间结构特点。如此一来，脊柱的负担不断增加且持续，脊柱相关疾病也随之呈现发病年轻化，甚至低龄化的趋势。

中医学中的推拿手法、中药、针刺、灸法等传统疗法在治疗颈肩腰腿疼痛类疾病方面有明显优势，辨证选用合适的传统疗法可取得令人满意的疗效。

但目前，传统手法治疗脊柱相关疾病多停留于对症处理的治疗阶段，对个体化诊疗缺乏必要的重视。林创坚教授在总结数十年临床经验后提出，应该重视从经筋理论的角度展开对筋骨疾病机制的探讨，提高传统手法对治疗筋骨疾病的针对性。林创坚教授创立肌松调整复合手法等多种针对脊柱相关疾病的特色手法，即基于此。

中医学认为，脊柱相关疾病的本质是筋骨同病，因此认识筋与骨及其关系至关重要。

# ❦ 第二节 ❧
# 筋与骨的辩证关系

## 一、动静态力学平衡

林创坚教授认为，"一阴一阳之谓道"。从人体运动系统来看，脊柱的力学结构稳定性分为静态和动态两部分。其中，脊柱静态空间结构是由起到支撑、稳定作用的椎体、椎间盘等主体结构有机构架而成，而在脊柱动态活动的过程中，参与提供动态稳定性的主要是肌肉和韧带组织。

动和静两种平衡结构有机结合，形成动静结合的脊柱稳定模式，从中医学的角度来看，这同时也是一个阴阳调和的辩证的整体，二者辩证统一，不可或缺。这种模式维持着脊柱的正常发育和稳定，并使脊柱正常的活动及生理功能得以完整实现。

## 二、从"阴平阳秘"看筋骨的动静稳态

中医骨伤科的原则中包括了"动静结合""筋骨并重"，这两个原则互相支撑，有着密不可分的联系。脊柱稳定模式的一动一静，正是对应着经筋和骨骼两个系统的生理特性：经筋系统主伸展、收缩、扭曲，在结构上体现了柔韧的特性，功能特性属动、属阳；而骨骼系统主支撑、支持，在结构上体现了坚硬刚强的特性，功能特性则属静、属阴。

在中医整体观念的指导下，林创坚教授认识到人体的经筋系统和骨骼系统是一个整体，正如"阴阳平衡"的生理状态，由此，可以将筋骨动静二态结合的稳定机制概括为"筋骨平衡"；与此同时也认识到，阴阳平衡并不是一个机械的停滞状态，而是时时刻刻交互、配合，且又保持各自的生理特性，在此基础上，类比阴平阳秘的理想状态，筋骨之间的最佳状态应为"筋柔骨正"。筋骨的正常生理状态要求二者在空间结构上既相互依存，相互组合，又不限于此，筋骨在生理功能上要各司其职，有机配合。

## 三、从"阳主阴从"探究"筋为骨先"

"阳主阴从"理论是关键的筋骨同病治疗理念的延伸，是"阴平阳秘"对筋骨疾病指导的进一步深化和具象。林创坚教授通过临床长期观察发现，在筋骨同病中，病变往往最早出现在筋系统。这是因为筋具有"束骨"和"利机关"的功用，"筋柔则骨正，筋弛则骨摇"。筋柔是骨正的重要前提条件。

"阴阳之内，复有阴阳"，经筋可以细分为不同功能和活动方向的部分，而且往往是成对地、辩证地存在。脊柱的活动，乃至机体的活动，正是不同肌群通过主动和拮抗两种模式的有序协同合作的复杂联动过程。

反之，如果是病理状态，例如当颈部长期屈曲时，前后两侧肌肉群在原先正常范围内的良性互动机制将受到长期高负荷的损坏，颈后一侧的肌肉群受力会处于明显高于正常水平的状态。如果这种状态持续时间较短，机体在适当休息后尚可以恢复原本的平衡，原先的稳态并不会发生明显的改变；但如果这种超负荷模式持续较长的时间，甚至积年累月，则势必引起颈部肌肉、韧带、筋膜等结构的损伤，不断加重的不良平衡会进一步加速颈椎动静态失稳和结构退变，逐步出现椎间盘水分减少、韧带钙化、钩椎关节增生等变化。这类劳损性的表现正是脊柱相关疾病的重要病理基础，当这些病理改变和无菌性炎症等病理产物的积累长期刺激影响神经根时，就会出现一系列相应的根性症状，而当其影响头颈部血供时，就会出现眩晕等症状。

## 四、脊柱相关疾病的病机认识——"至虚之处"便是"容邪之所"

《黄帝内经》提出了"久立伤骨""久行伤筋"的病理机制，认为长期劳作、失于调养将使筋骨受损、气血失常，逐渐累积而发病。林创坚教授认为"颈痹""筋伤"正是久坐、失养劳伤了脊柱筋骨所致。"至虚之处"往往是"容邪之所"，筋骨虚损，环境中的风、寒、湿邪乘虚入侵，一方面将造成气血津液凝滞于脊柱区，局部经筋拘急，即"不通而痛"，另一方面也会令营卫受外邪困阻而不能正常濡养筋骨，即"不荣亦痛"。现代医学也认为，不良的姿势等累积性因素会逐渐导致正常的力学平衡被破坏，并随之出现局部组织结构的退化和改变，这个过程正是脊柱相关疾病发病的重要基础。因此在这一点上，中西医的核心观念不谋而合。

## 五、治法的提出

经过长期的临床实践，林创坚教授明确了筋骨的生理性稳态以及筋骨同病的机制后，在临床治疗中摒弃了只知整复骨关节而忽视经筋系统的片面观点，对筋骨给予同样的重视，并厘清了松解经筋和调整骨骼关节的辩证关系。因此，林创坚教授的治疗思想可概括为"肌松调整"。

## 六、"肌松调整"治疗理论的深入探讨

### （一）以通为法，以平为期

传统推拿是中医学中重要的一部分，是通过医者徒手在患处直接治疗，达到以局部治疗整体目的的一种治疗方法。除疗效确定外，推拿还具有操作简便、适用范围广、过程舒适等优势，因此有较高的临床使用率。

推拿的治则大端，不外平衡阴阳、扶正祛邪，其根本治疗目的可概括为以平为期。推拿的主要作用部位在于筋、肉、骨，通过经筋、经脉系统治疗全身疾病，经脉通、筋骨利则百症得解，因而可以将推拿之大法概括为"通"。适当的推拿手法，可舒理经、筋、络，使滞气得"通"而复行，使瘀血得"通"而复运，又能理筋整复，通利关节，即"通则不痛"。《医宗金鉴·正骨心法要旨》认为"气血郁滞，为肿为痛"一类的病证应当使用推拿手法治疗，并认为推拿可以"通郁闭之气""散瘀结之肿"，这同样体现了推拿手法"通"的作用。

具体而言，推拿的主要作用在于调节阴阳和气血的状态。

调节阴阳，是中医基本理论的一个重要组成部分。中医用阴阳来解释人体的组织结构、生理功能、病理变化等，并用它指导临床诊断与治疗。当阴阳双方处于相对动态平衡的状态时，人体的生命活动便处于"阴平阳秘"的健康状态。如因六淫、七情或跌仆损伤等因素的作用使阴阳的相对平衡状态遭到破坏，就会导致一系列"阴阳失调"的病理变化，如阳盛则热、阴盛则寒，阴盛则阳病、阳盛则阴病，阴虚生内热，等等。临床可表现为阴阳、表里、寒热、虚实等不同层次和性质的病证。推拿治病，必须遵循《黄帝内经》所提出的"谨察阴阳所在而调之，以平为期"的原则，医者根据辨证，选用虚者补之、实者泻之、热者寒之、寒者热之、滞者通之、聚者散之、邪在皮毛者汗而发之、病在半表半里者和而解之等方式改变人体内部阴阳失调的病理状态，从而达到邪祛正安的目的。手法较轻柔缓和者配合特定的配穴，能补益相应脏腑虚证；手法较重者，则能祛邪泻实。

推拿能调整气血。离开气血，经络、经筋、筋骨、脏腑等便是无根之木，气血的濡养与经络、经筋的联络作用互相支持，互为根本，并相互协调，形成一个有机的整体。如气血壅滞，可出现皮、肉、筋、脉及关节病变。

### （二）筋骨同治，有的放矢

林创坚教授强调推拿应重视治疗经筋，尤其是颈、肩、肘、腕等经筋的汇聚关节之处，这些部位多是肌肉附着处。林创坚教授指出，经筋之特性为"柔"，因而治疗僵硬、拘挛的经筋，不可蛮力按压挤捏或过度捶打叩击，注意"过犹不及"，避免矫枉过正，对经筋造成二次伤害，得不偿失。应具体问题具体分析，当以理筋活络为法，针对不同的部位，选取最佳的手法组合。以颈椎病为例，具体操作为运用肌松手法对肌肉附着点和肌腱进行弹拨、揉按，以疏通经筋，行气活血；对肩部、背部等较为顽固、僵硬的部位，则可视情况适当使用肘部点揉滚按肩井穴、天宗穴等刺激量较大的穴位，痛则需配合拿捏放松，通过轻重配合，达到快速而精确地治疗，改善根性症状的目的。

### （三）整体诊察，局部辨证

林创坚教授认为，推拿重视通法，但并非一味追求快速、蛮力地祛邪，临床上必须从整体的角度认识人体，从宏观上了解脊柱及软组织整体的解剖形态、空间关系和功能特点，认识筋与骨的辩证关系。诊疗过程中，需辨证论治，三因制宜，并在现代影像学的辅助下，根据患者的体质、年龄、病变部位、病变程度、病程、范围等不同情况采用适宜刺激量的手法组合，既有的放矢，又避免操作过度，从而达到"虚者补之，实者泻之，壅滞者通之，结聚者散之"的治疗要求。《吕氏春秋》认为"流水不腐，户枢不蝼"，人体也是如此，颈部长期保持高负荷的姿势，必然逐渐引发颈部及相关上肢范围的不适。《寿世传真》提出："故延年却病，以按摩导引为先。"这说明保证人体筋骨、关节的健康，不仅需要适当的运动锻炼，还需要对经筋、穴位采用良性的推拿刺激。

### （四）远近同治，标本兼顾

林创坚教授强调，脊柱相关疾病往往不仅在病变部位出现症状，还会在相关位置引发其他不适。脊柱相关疾病患者的最常见不适主要表现为两个方面：一是感觉，如颈部、肩部、上肢的疼痛感、麻木感；二是运动的异常，如颈部或上肢的活动受限、肌力的下降等。例如神经根型颈椎病患者，除了会出现颈部不适外，还会出现上肢的特异性症状，甚者出现手指麻木。其中颈部病变为因、上肢症状为果，颈部病变状态为本、上肢症状为标，因此除了治疗颈部外，还应根据患者的具体不适范围，进行相应的上肢局部的按揉、整体的牵抖和重要穴位的点按刺激，还可配合肩、肘、腕、掌指关节、指间关节的被动活动性手法，以促进局部的气血运行，同时配合日常的练功，以训练肌肉力量，调节两侧肌肉群的平衡性，预防肌力失衡，从而标本兼治，取得更佳的治疗效果。

## 七、肌松调整复合手法介绍

肌松调整复合手法是林创坚教授在临床长期运用、总结形成的复合手法，其理论基础源自《黄帝内经·灵枢》的经筋理论。肌松调整复合手法属于筋骨并治的治疗手段，在临床上能快速调整经筋阴阳偏颇的状态，恢复颈椎动静态力学平衡，减轻疼痛等不适。和经络系统一样，经筋系统同样有其结构和功能特点。经筋系统的范围较广泛，包括了现代医学中的肌筋膜、肌肉、韧带等软组织，而颈椎的动态稳定离不开经筋系统的维持。张介宾认为，经筋的特点是"联缀百骸、维络周身"，这说明其走行范围之广、涉及组织之多以及功能之繁。从经筋的循行看，它起自四肢远端，多汇聚在骨骼、关节处，而这些位置通常就是常见疼痛、麻木的部位，而脊柱相关疾病也正是以颈、上肢的经筋拘紧、疼痛、麻木及活动异常为特征性表现。

《灵枢·经筋》认为经筋的病变，具有"寒则反折筋急"的特点，《素问·痹论》也同样提出痹病的特性在于"逢寒则急"。所谓急，是指经筋僵硬、拘紧、挛缩，"筋伤"正是脊柱相关疾病的基础和最早出现的症状之一。若把人体经筋系统视为运动力线的网格，当经筋劳损病变时，就会在局部形成挛缩、横络、结筋等病理产物，使气血运行不畅，进而出现疼痛等症状。可以说，经筋系统的病变是脊柱相关疾病的一个发病关键。因此，从指导临床的角度看，可从经筋理论出发，对脊柱相关疾病开展论治，制定一种以舒缓经筋、调和气血为主，并配合刺激穴位、调整正脊的基础治法，而推拿手法正是针对经筋系统病变的绝佳治疗手段。

肌松调整复合手法为一种复合式手法，理论基础源于《黄帝内经》"经筋"系统论述，在治疗筋骨疾病方面取得了确切的效果。而脊柱相关疾病正是筋骨同病中最有代表性的一类疾病。进一步来说，脊柱相关疾病的发病过程往往以经筋之损伤为先。这一点切合中医骨伤科治疗原则的"筋骨并重"，且

"筋伤"是脊柱相关疾病的发病基础。因此，在脊柱相关疾病的治疗中，本手法也必须重视"筋骨并重"这一基本原则，并且应认识到一个问题，即"筋柔"是"骨正"的前提。故在林创坚教授所构建的手法体系中，"调整"的目的必须建立在"肌松"已经完成的基础上，否则治疗起来便是无的放矢。

肌松调整复合手法在操作上，整合了弹拨、滚揉、点穴、整复等多种经典手法的优势，融会贯通，传承创新，开创性地从"点、线、面、体"多个治疗视角进行操作，从而充分发挥本手法在治疗脊柱相关疾病中的作用。该法一方面针对"经筋"系统，以"肌松"手法为基础，理筋活络，解痉止痛，改善局部动态失衡的力学状态；另一方面以"调整"手法进行整复正脊，重在改善局部静态力学平衡，并在整个治疗过程中贯穿了针对重点穴位的良性刺激，以激发穴位、经络的治疗作用，促进劳损组织的修复，减轻疼痛、麻木的感觉。且本手法基于经筋理论，可贴合脊柱相关疾病的病因病机，对于调整经筋系统疾病具有更高的针对性。

肌松调整复合手法在治疗脊柱相关疾病时具有兼治远近标本、操作舒适有效、选穴搭配合理等优点。其手法操作的特点之一就是分为"肌松"和"调整"两大板块。"肌松"手法部分主要是针对经筋系统，对颈部、肩部及上肢经筋进行针对性的放松和刺激，改善局部经筋的拘挛、结节、紧张状态，舒畅筋络，缓解疼痛，使经筋"柔"的特性得以恢复，并使其平衡得以重建；而"调整"手法部分则是针对骨系统的平衡进行立体空间上的整复调整，在整个治疗过程中，点穴弹拨刺激贯穿其间，即达到刺激穴位的"点"、理顺经筋的"线"、放松前后及两侧肌肉群的"面"、立体调整整复过程中的"体"，做到"点、线、面、体"环环相扣，相辅相成，多角度、多维度、紧密结合地取得颈部整体治疗的最佳疗效。临床上发现此疗法与基于经脉理论的传统针刺法结合，也就是将经脉和经筋两种理论调整复合手法联合针刺治疗脊柱相关疾病，重点讨论分析肌松调整复合手法的治疗作用与机制，能为本手法的临床运用和推广提供更多理论依据。

　　肌松调整复合手法是吸取多种经典手法的优点，以"肌松"手法中经筋之"线"和肌肉群之"面"为主要放松对象，并全程贯穿点穴推拿法，以对"点"进行针对性治疗，手法的调整部分则重点在整复椎体的错位，属于"体"，即立体化、空间性的调整。"肌松"手法的重要目的是令颈、肩、腰等部位的软组织的僵硬拘挛得以松解，恢复动态平衡，而"调整"手法则重在使椎体等结构恢复静态稳定，两种手法是相辅相成的，不可偏废。动静态稳定机制的恢复，有利于脊柱活动受限、疼痛、麻木等症状得到逐步缓解和改善。肌松调整复合手法的特点和优势在于重视筋骨并治、轻重协调，融合现代解剖和经筋理论，根据不同部位选取适宜手法操作，以"肌松"作为"调整"的基础，因此在治疗脊柱相关疾病中往往取得事半功倍的效果。

# 第三节

# 脊柱相关疾病的诊疗思路探究

临床上，脊柱相关疾病在诊断学方面应做到辨病和辨证的结合。其中，辨病是明确疾病的种类，辨证是明确疾病的主要发病机制及其所处的阶段，即充分了解该脊柱相关疾病的内在本质及患者现在的整体状态。脊柱相关疾病在治疗学方面要因人制宜，制定个性化的治疗方案和具体的治疗方法。现以四诊概要、诊断要点简述脊柱相关疾病的诊疗思路。

## 一、四诊概要

四诊是中医诊察疾病的基本方法和收集临床资料的基本方式，包括望、闻、问、切四个方面。

### （一）望诊

脊柱相关疾病的望诊重点，在于观察患者主诉的不适部位及全身的神色、形态变化。《丹溪心法》认为："有诸内者形诸外。"《难经》提出："望而知之谓之神。"中医认为人体面部、舌象的表现与内在脏腑的状态密不可分。

1. 整体望诊

（1）望神色：脊柱相关疾病常常以疼痛、活动受限、局部肿胀和异常感觉等为主诉而来诊，患者常因剧烈疼痛而表现出痛苦面容、大汗淋漓，急性起病或失血者往往面色苍白。

（2）望体态：患者常常由于疼痛或长期的不良姿势而表现出特殊体态和特异性体征。

（3）望步态：腰骶髋处的病变，可导致患者出现跛行、迈步不灵活、脚步拖沓等表现；或步行时臀部偏向一侧、难以弯腰；或由于疼痛，髋部和臀部往往同时活动，甚至不能独立行走，需要搀扶。

2. 局部望诊

主要观察脊柱有无局部形态改变（如侧弯或倾斜、驼背、腰凸角度改变、骨盆歪斜等）、局部皮肤色泽改变及脊柱活动度改变等。

（1）脊柱形态：老年患者的脊柱后凸（以胸椎多见）多见于退行性病变、胸椎压缩。骨盆侧凸畸形多见于长期姿势不良、腰骶病变、骨盆倾斜等。肌性斜颈常见到肌肉痉挛短缩，甚至颜面和两肩不对称。脊柱侧凸畸形的患者在俯卧位时常见到胸腰部肌肉不对称，部分兼有纵轴旋转，因此有时在外观上棘突连线并无明显弯曲，当患者取站立位并做腰部前屈动作时，两侧肩胛骨、腰肌可出现较明显的差异。腰骶部棘突凹陷或呈台阶状，多见于隐性脊柱裂或腰椎向前滑脱。

（2）脊柱活动度：医者使患者在正常生理活动范围内做脊柱前屈、后伸、侧弯、旋转等动作，观察患者的脊柱活动状况。活动受限多见于颈腰肌韧带劳损、颈腰椎增生性关节炎、脊柱结核或肿瘤、骨折、脱位或椎间盘突出症等。脊柱移位引起的活动受限常表现在患侧，以后伸受限为主时，多为胸腰椎后部移位。腰椎间盘突出症患者向患侧侧屈和前屈时受限明显，脊柱结核、强直性脊柱炎患者向各个方向运动均受限制。

### （二）闻诊

闻诊是通过听觉和嗅觉来了解患者病情的诊断方式，对于脊柱相关疾病，主要听脊柱活动或手法操作时有无异常响声出现，如骨擦音常提示有骨折，入臼声是脱位整复成功的标志之一，筋响声或关节弹响声提示有筋系统病变或关节炎等。

### （三）问诊

脊柱相关疾病的问诊重在询问发病情况，先了解患者的主诉，然后收集现病史，详细询问患者如何发病及病程经过，注意对诊断和鉴别诊断有重要意义的一些症状及其性质、程度、时限等。此外，还应了解患者以前的治疗情况。

### （四）切诊

骨伤科应重视切诊，即医者用手在患者体表进行触摸、按压以诊断疾病的方法，包括脉诊和触诊两部分。脉诊是通过对脉象的体察，了解患者体内的病变。触诊是通过用手触摸、按压患者体表的某些部位，了解身体局部的异常变化，从而推断病变的部位、性质和病情的轻重。脊柱相关疾病重在触诊，包括现代的体格检查，即医者用手触摸、按压、叩击、屈伸患处，来判断棘突、横突及其他骨性标志有无移位、偏歪、压痛等异常，从而了解病变部位和性质。林创坚教授将脊柱相关疾病常见的触诊要点整理如下。

1. 椎体空间位置改变

棘突、横突偏歪是脊柱相关疾病的诊断和整脊手法复位的重要客观依据。

（1）生理性偏歪：生理性偏歪是指人在生长发育的过程中，棘突受先天、后天因素的影响，其骨性结构偏离中轴或移向一侧；或棘突呈分叶状，两边长短不同，以颈椎多见，医者触诊时常常只摸到长的一侧，容易产生错误判断，需要结合病史、影像学检查结果及经验进行综合判断。以上属于生理变化，在不影响正常生理功能和结构的前提下并无实际临床意义。

（2）病理性偏歪：椎体的偏歪往往不止一个维度，而是立体的空间位置变化。这种现象提示椎体已有明显移位，并且由于力学结构的改变，患椎相邻的一个或多个椎体常常会发生继发性移位，以代偿性地保持脊柱的连贯，这是因为脊柱是一个整体，所以会不断保持相对的力学平衡，然而这种平衡并不是生理性的。医者触诊时往往可感到相邻棘突的间距不同、脊柱生理曲度发生改变、棘旁肌肉紧张；患者常有患处及周围的压痛、牵扯痛、放射痛等，当影响到相应的神经或血管时，则可能出现相应的一系列临床表现。

2. 疼痛

检查脊柱压痛时，患者常取俯卧位，医者自上而下依次适当按压棘突及周围皮肤，询问是否出现疼痛。其中，浅压痛提示棘上韧带、棘间韧带、浅层神经等浅层组织的病变，深压痛提示深部椎体、神经根等病变。叩击痛有两种检查法：直接叩击法，即医者用叩诊锤或手指直接叩击患者体表（如患者各脊柱棘突）；间接叩击法，即医者左手掌面放于患者体表（如被检者头顶），右手半握拳适当叩击左手背，并询问有无疼痛。正常人脊椎应无明显压痛及叩击痛。脊椎压痛、叩击痛多见于脊椎结核、肿瘤、骨折、椎间盘病变。棘旁肌肉压痛，多见于椎间盘病变、慢性腰肌劳损。棘突间有浅压痛，多见于棘间韧带损伤、椎体滑脱、骨折；棘突上有浅压痛，多见于棘上韧带损伤、椎体滑脱、骨折；第3腰椎横突旁有压痛，见于第三腰椎横突综合征；骶棘肌外缘有深压痛，见于横突骨折或横突间韧带撕裂伤；髂窝深处压痛，见于骶髂关节炎。

3. 具体触诊方法

（1）横突触诊：颈部常用，患者一般取坐位，医者用两手拇指先从乳突尖处触及第1颈椎横突，然后依次向下方滑动，到第6颈椎横突处为止，整个过程应注意上下滑动，上下左右反复对比。如两侧横突位置不对称，应进一步检查是否有明显的压痛或病理反应物等，有即提示该颈椎错位。另外，正常颈椎有一向前的弧形生理弯曲，双手拇指触诊第1至第6颈椎横突，可感觉到指下有一连续的生理前凸。颈椎错位时该曲线即可出现变化。

（2）棘突触诊：医者一手示、中、环三指并拢，中指定位于棘突上，示、环二指在棘突旁滑行，做上下对比（或仅用示、中二指夹住棘突，从上往下滑行触诊）。若触诊到单个椎体偏歪，提示该椎体有旋转移位。若相邻两个棘突偏歪，方向相反，为左右旋转式错位。若相邻两个及以上棘突偏向同一侧，且纵轴偏斜，为颈椎侧弯。若棘突间距上宽下窄，为仰位错位，反之为倾位错位。若合并有旋转式错位，触诊错位的颈椎可出现一侧横突隆起而另一侧凹陷。局部棘突偏歪，见于该椎体旋转、关节突关节紊乱。棘突倾斜，见于棘突骨折或椎体骨折脱位。注意颈部棘突高低不平或偏歪，颈椎棘突多有分叉且长短悬殊，应结合横突触诊法加以鉴别。

（3）椎旁触诊：医者重点检查患椎附近肌肉及肌肉远端附着点，若出现异常压痛、硬结，即提示该椎体出现病变。如触诊斜角肌时，若肌肉紧张而呈索状硬结，压痛明显，此为钩椎关节错位。若颈项部肌肉强硬痉挛，屈伸时疼痛加重或屈伸受限，多见于落枕、颈椎病，这类情况在急性发作时压痛更为明显，压痛多出现于偏凸一侧。

（4）骨盆触诊：①触诊髂棘时，患者取仰卧位，医者双手对比两侧髂前上棘，痛侧髂前上棘上移者多为骶髂关节旋后错位，反之为旋前错位；②患者取俯卧位，医者对比两侧髂后上棘，一侧髂后上棘前上移并伴有压痛者往往为该侧旋前错位，反之为旋后错位；③触诊双足跟时，患者取俯卧位，双下肢自然伸直，足跟并拢，痛侧足跟上移变短者多为该侧骶髂关节旋后错位，反之为旋前错位；④触诊臀部时，患者取俯卧位，医者双手分别放在两侧坐骨结节，若痛侧臀部隆起，多为骶髂关节向后错位。实际临床中骶髂关节的错位也可能两侧同时发生，医者除仔细触诊检查外，应结合X线正侧位片仔细分析。

## 二、诊断要点及分步定位诊断法

### （一）诊断要点

（1）脊柱相关疾病，首先应明确主要不适症状，其中以疼痛（尤其是肢体放射性疼痛）、麻木、活动受限、肿胀、相应器官症状为最常见。

（2）脊柱患处出现椎体位置改变，患椎及周围软组织出现明显的痉挛、压痛、条索状物等阳性反应。

（3）X线、计算机断层扫描（CT）、磁共振成像（MRI）及其他检查支持。

（4）排除骨折、肿瘤、结核、风湿免疫性疾病等，肢体疼痛者应排除肢体的其他病变。

### （二）分步定位诊断法

（1）神经定位：首先应明确神经症状表现的病变部位。医者询问病情时，根据患者疼痛、麻木的部位，分析脊神经根损害部位，初步定位发病的脊椎或关节。

（2）四诊定位：重点为望诊及触诊，进一步明确发病的患椎位置及性质，包括横突、棘突及关节突偏歪，椎旁压痛，病理阳性反应物（硬结、摩擦音、弹响音、肌萎缩或代偿性肥大等）的部位。

（3）影像定位：X线及CT、MRI等影像学检查是诊断的重要客观手段。

# ❧ 第四节 ❧
# 林氏推拿手法机制

古代称推拿为按摩、按跷，它是中国起源很早的一种治病防病的养生术。推拿技术发展到今天已有五千多年的历史。在隋唐时期，甚至出现了按摩博士等职位。推拿疗法是以中医的脏腑经络学说为指导。经络是人体经脉和络脉的总称，是气血运行的通路，它们紧密相连，纵横交错，内通五脏六腑，外络肢体皮毛，从而构成一个完整的循环系统，起着兴气血、通阴阳、养脏腑、利关节的作用。推拿疗法能够使经络畅通、阴阳平衡，从而使人保持健康的状态。

推拿疗法是一门适用于老人、青年、儿童、妇女的治疗方法，副作用少，应用范围广，可作为一种普遍应用的自我保健方法。但要达到因人、因病施治，就对推拿医师有很高的要求。推拿作为以人疗人的方法，通常是指医者运用自己的双手作用于患者的体表、受伤的部位、不适的所在、特定的腧穴、疼痛的地方，具体运用推、拿、按、摩、揉、捏、点、拍等形式多样的手法，以期达到疏通经络、推行气血、扶伤止痛、祛邪扶正、调和阴阳的疗效。

推拿手法是中医药学的瑰宝，历史悠久，源远流长，更是发展出众多流派。林创坚教授认为，推拿操作技巧讲求刚柔并济，以柔克刚，施力程度要求轻而不浮，重而不滞，透达深层。推拿手法的发展根植于临床，唯有可靠的临床实践疗效才是其得以传承、发展壮大的根本。而林氏推拿手法，是汕头市中医医院林创坚教授总结多年临床诊疗经验提出的推拿手法，是对传统旋转手法的传承与创新，具有易操作、风险系数低、见效快等特点，临床应用易被患者接受，且能达到治疗疾病的目的。

## 一、推拿的治疗原则

"治病必求其本"是中医辨证施治的基本原则，也是推拿治病的根本原则。"求本"是指治病要了解疾病的本质和主要矛盾。具体就推拿治病而言，疾病病理变化过程中的主要矛盾是本，病变部位和症状表现部位中病变部位是本。所以，推拿治病必须遵循"治病必求其本"的根本原则。

选取合适的穴位和部位也是推拿治病的原则之一。骨伤科疾病一般是以痛为腧，局部取穴，因为肌肉、韧带和关节的病变，其症状表现部位大多是病变部位的区域。但如果是急性损伤，局部疼痛肿胀剧烈，就应该先选取邻近的穴位和部位进行手法操作，待病情稍有缓解，再行局部操作；妇科疾病需重视循经取穴和随症取穴，在体表选取手法刺激点；小儿推拿取穴，按经络脏腑的归属、病变部位的深浅以及不同的疾病而决定。一般情况下，如果患者体质强，病变部位在深层，操作部位在腰臀四肢，手法刺激量宜较大；如果患者体质弱，病变部位在浅层，操作部位在头面胸腹，手法刺激量宜较小。

## 二、推拿的中医作用

推拿能根据疾病的不同原因和症状，运用不同的补泻手法，以柔软、轻按之劲，按穴位，走经络，改善经络功能和调节卫气营血，并通过经络传导功能调整脏腑组织器官功能，扶助正气，祛除邪气以治病。《素问·血气形志》中说："形数惊恐，经络不通，病生于不仁，治之以按摩醪药。"《素问·举痛论》中说："寒气客于背俞之脉则脉泣，脉泣则血虚，血虚则痛，其俞注于心，故相引而痛。按之则热气至，热气至则痛止矣。"《医宗金鉴·正骨心法要旨》中说："因跌扑闪失，以致骨缝开错，气血郁滞，为肿为痛，宜用按摩法。按其经络，以通郁闭之气，摩其壅聚，以散瘀结之肿，其患可愈。"由此可见，推拿具备以下三大作用。

### （一）疏通经络，行气活血

经络遍布全身，内属脏腑，外络肢节，沟通和联系人体所有脏腑、器官及皮毛、筋肉、骨骼等组织，再通过气血在经络中的运行，组成整体的联系。推拿作用于体表，通经络，引气血，濡筋骨，并且由于气血循着经络的分布流注全身，能够影响到内脏及其他部位。推拿可使经络得通，气血得以正常运行，从而达到濡养全身四肢百骸的作用。如推桥弓可平肝阳而令血压下降，搓摩胁肋可疏肝理气而缓解胁肋胀痛，掐按合谷穴可止牙痛，按揉角孙穴可治偏头痛。

## （二）理筋整复，滑利关节

筋，又称经筋，是指与骨相连的肌筋组织，类似于解剖学的软组织。筋骨、关节是人体组织的运动器官。只有气血调和、阴阳平衡，才能确保机体筋骨强健、关节滑利，从而维持人体的正常活动功能。《灵枢·本藏》曰："是故血和则经脉流行，营复阴阳，筋骨劲强，关节清利矣。"筋伤后，筋骨关节受损，必累及气血，致脉络损伤，气滞血瘀，为肿为痛，从而影响肢体关节的活动。推拿手法作用于损伤局部，可以行气活血，消肿祛瘀，理气止痛，并且能纠正筋出槽、骨错缝，达到理筋整复的目的。同时适当的被动运动手法可以起到松解粘连、滑利关节的作用。

## （三）调整脏腑，扶正祛邪

疾病发生、发展及其转归过程是正邪相争、盛衰消长的结果。机体正气充足，有充分的抗病能力，致病因素就不起作用；疾病发展、变化，是因为机体的抗病能力处于劣势，邪气乘虚而入所致。

脏腑是化生气血，通调经络，主持人体生命活动的主要器官，有受纳排浊、化生气血的功能。脏腑功能失调或衰退，则受纳有限，化生无源，排浊困难，从而使正气虚弱，邪气壅盛，百病丛生。脏腑功能失调后产生病变，通过经络传导反映在外，出现精神不振、情志异常、食欲改变、二便失调、汗出异常、寒热、疼痛以及肌强直等症状，即所谓"有诸内者形诸外"。

推拿通过手法刺激相应体表穴位、痛点，具有调整脏腑功能的作用，而且对脏腑功能有双向调节作用：一是直接作用，即通过手法刺激体表直接影响脏腑功能；二是间接作用，即通过经络与脏腑间的联系来实现。如中焦脾胃升降运化功能失调引起的腹胀、嗳气、胃脘疼痛等症状，可通过以腹部、背部为主的推拿改善胃肠功能。《诸病源候论》记载："若腹内有气胀，先须暖足，摩脐上下并气海，不限遍数，多为佳。"《外台秘要》云："腹痛者……正气与邪气交争相击，故痛……两手相摩，令热以摩腹，令气下。"

## 三、推拿作用原理的现代医学研究

### （一）对循环系统的作用

现代医学研究显示，推拿具有扩张血管，增强血液循环，改善心肌供氧，加强心脏功能，从而调节人体的体温、脉搏、血压、病理产物等作用。

（1）对血管的作用：推拿能使毛细血管开放数量增加，也能使其直径和容积扩大，增加血流量，改善肢体循环，从而改善局部组织的血供和营养。

（2）加速血液流动：推拿手法作用于体表，其压力却能传递到血管壁，使其有节律地被压瘪、复原，复原后受阻的血流骤然流动，使血液旺盛，流速加快。由于动脉内压力很高，不容易压瘪，静脉内又有静脉瓣存在，不能逆流，实际上微循环受益较大，血液从小动脉端流向小静脉端的速度得到提高。微循环是血液与组织间进行物质及气体交换的场所，而动脉、静脉只是流通的管道，促进循环内血液流动对生命具有重要意义。

（3）降低血液黏稠度：淤血状态下血液流速降低而使血液黏稠度增高，黏稠度增高又进一步使流速降低，形成恶性循环，最终使血液凝集、凝固。通过推拿有节律的机械刺激迫使血液重新流动并提高血液流速，可降低血液黏稠度，使流速与黏稠度之间进入良性循环状态。

（4）对心脏功能的作用：推拿可使冠状动脉粥样硬化性心脏病患者解除精神紧张，消除疲劳，使其心率减慢，心脏做功减轻，氧耗减少，同时使左心室收缩力增强，冠状动脉灌注得到改善，从而改善心肌缺血缺氧状态（产生与硝酸甘油相似的功效）。林创坚教授在临床上选择适宜病例，掌握相应的推拿强度和方法，就可使心绞痛发作逐渐缓解，心功能得到明显改善，从而促进全身的血液循环，加速冠状动脉侧支循环的形成，增强物质代谢过程。

（5）对脑血流的作用：观察脑动脉硬化患者的脑血流图发现，推拿后其波幅增加，流入时间缩短，脑动脉搏动性供血改善。因为脑部血流来自椎动脉和颈动脉，改善脑部血流的手法又多在颈部操作，所以推拿可以改善脑血流。

（6）对血压的作用：推拿后人体肌肉放松，肌肉紧张得到缓解，引起周围血管扩张，循环阻力降低，从而减轻心脏负担，并通过对神经、血管、血流改变的调节作用影响血压。由上可知，推拿手法对血压的影响及其降压作用机制，与降低周围总阻力、改善血管顺应性及通过节段神经的传导反射而起的调节作用等因素有关。

### （二）对呼吸系统的作用

对上身、腹部及全身推拿，可使耗氧量增加10%~15%，二氧化碳排泄量增加10%~25%，从而加深呼吸，改善肺功能。通过临床试验可发现，推拿能使肺活量明显提高。由上可知，推拿对呼吸系统功能具有良好的调整作用和显著的增强作用。

### （三）对消化系统的作用

推拿手法的直接或间接作用，均可刺激胃肠壁，使平滑肌的张力、弹力及收缩能力增强，从而加速胃肠蠕动。推拿手法的刺激通过交感神经的反射作用，使支配内脏的神经兴奋，促进胃肠消化液的分泌，同时改善胃肠壁血液及淋巴的流动循环，加强胃肠的吸收功能。

### （四）对神经系统的作用

推拿对神经系统有一定的调节作用，手法刺激可通过反射传导途径来调节中枢神经系统的兴奋和抑制过程。

推拿手法可加强大脑皮层的调节功能，调节兴奋和抑制过程并维持其相对的平衡状态，使中枢神经本身及其传导途径的各种神经组织得到充分的营养供给和功能锻炼。手法的刺激作用可促使周围神经产生兴奋，加速传导反射作用，恢复和保持人体生理功能的正常状态。手法具有改善同一节段神经支配的内脏和组织的功能活动的作用。

林创坚教授提出，手法、用力轻重、操作时间长短、施治部位、经穴之不同，都会对神经系统产生不同的影响。不同的推拿手法对神经系统的作用也不同。同一手法，若运用的方式，如手法频率的快慢、用力的轻重、时间的长短等不同，其作用也不同。

缓和、较轻、有节律的手法，反复刺激可使中枢神经产生抑制作用，使人有轻松舒适之感，具有放松肌肉、缓解痉挛、镇静止痛的作用。急速、较重、时间较短的手法可使中枢神经产生兴奋作用，使人有酸麻胀感，具有振奋精神、紧张肌肉、加快呼吸和心跳、减弱胃肠蠕动等作用。

### （五）对免疫系统的作用

人体发病的原因包括内因和外因。思维活动的过激变化及原发性的器质病变都可能引起疾病。另外，细菌的入侵及天气的异常也会致病。

动物实验表明，推拿能抑制实验小白鼠移植性肿瘤细胞的增殖，并使小白鼠自然杀伤细胞值明显增高，这说明推拿具有提高机体的免疫功能、抑制肿瘤细胞的作用。

### （六）对内分泌系统的作用

按揉脾俞、膈俞、足三里，擦背部足太阳膀胱经能提高部分糖尿病患者的胰岛功能，使血糖不同程度地降低，尿糖转阴，"三多一少"症状得到明显改善。林创坚教授在临床实践中发现，在甲亢患者第3至第5颈椎棘突旁敏感点操作一指禅推法，可使其心率明显减慢，其他症状和体征都有相应改善。推拿能增加血清钙含量，可治疗因血钙过低引起的痉挛。对佝偻病患者施用掐揉四缝穴、捏脊等手法后，其血清钙、磷含量均有上升，有利于患者骨骼的生长和发育。

### （七）对运动系统的作用

推拿对除骨折、骨病、筋断、皮肉破损以外的脊柱和四肢等部位的关节、肌肉、肌腱、筋膜、韧带等软组织的损伤性疾病具有独特的疗效，可以促进组织修复、分离松解粘连、纠正错位、改变突出物的错位、解除肌肉痉挛、促进炎症介质分解和稀释、促进水肿和血肿吸收。

### （八）对皮肤及皮下组织的作用

推拿手法能够加强皮肤的防护作用，防止水分蒸发，使皮肤的保温作用增强。推拿可以使皮肤温度和生物电阻发生改变，使皮下毛细血管扩张而充血发热。

### （九）镇痛的作用

疼痛是许多疾病，尤其是骨伤科疾病的一个主要症状。推拿具有良好的镇痛作用，镇痛机制主要有以下几个方面。

（1）镇静止痛：某些疼痛症状是因感觉神经受到恶性刺激所致，这种恶性刺激的信号传入大脑皮层，引起皮层异常兴奋而产生兴奋灶。在某些部位或穴位上运用推拿手法，可使之产生一种良性刺激信号，传入大脑皮层相应部位，产生新的良性兴奋灶，当新的兴奋灶足以抑制原有的兴奋灶时，便起到镇静止痛的作用。

（2）解痉止痛：某些疼痛症状是肌肉受到恶性刺激产生痉挛而造成的。推拿可减轻或消除某些恶性刺激，促使肌肉放松，使痉挛得以缓解，从而起到解痉止痛的作用。

（3）消肿止痛：某些疾病或损伤造成一定部位出血或组织液渗出而发生肿胀，肿胀压迫刺激局部而出现疼痛。推拿在加强血液、淋巴循环的基础上，可促使血肿和水肿吸收和消散，从而起到消肿止痛的作用。

（4）活血止痛：某些部位的气滞血瘀可引起疼痛，推拿可以促使毛细血管扩张，加速血液循环，改善局部营养供给，加速有害物质的吸收、排泄等，起到活血止痛的作用。

## 第五节
## 推拿的适应证及禁忌证

### 一、适应证

推拿的适应证比较广泛，可用于内、外、妇、儿各科，主治由肌肉、关节、神经系统病变所引起的肌肉酸、麻、胀、痛、萎、瘫，关节疼痛，以及运动障碍。

（1）关节软组织滑膜嵌顿、慢性无菌性炎症和粘连而致的疼痛和功能障碍，如各种软组织急慢性损伤、肩周炎、狭窄性腱鞘炎等。

（2）神经受压或受刺激而引起的肌肉瘫痪（需解除压迫）、肢体疼痛，如腰椎间盘突出症、半身不遂、颈椎病、面瘫等。

（3）以功能障碍为主的一些内、妇科疾病，如头痛、失眠（神经衰弱）、胃痛、高血压、糖尿病、胃下垂、月经不调、痛经、产后耻骨联合分离、盆腔炎等。

（4）五官科疾病，如咽喉痛、声门闭合不全、声嘶、牙痛、鼻炎、近视等。

（5）多达几十种儿科病症，如腹泻、疳积、惊风、咳喘、遗尿、肌性斜颈、腹痛、便秘、小儿麻痹后遗症等。

（6）各种骨质增生性疾病，如脊椎骨质增生等。

## 二、禁忌证

推拿的应用范围很广，内、外、妇、儿、骨伤科中的多种疾病均可采用，对某些疾病的疗效胜于方药，但它也有一定的局限性，在某些病理情况下使用时，有使病情加重和恶化的可能。以下情况禁止推拿。

（1）由结核菌、化脓性致病菌所引起的运动器官病症禁用推拿。

（2）有皮肤病损处、外伤出血处、烧烫伤处的局部禁用推拿。

（3）骨折、脱位初期禁用推拿，骨折骨痂形成后及脱位复位后可以适当考虑轻手法推拿治疗。

（4）孕妇及月经期妇女的腹部、腰骶部慎用推拿手法。

（5）饥饿、过度疲劳、酒后及剧烈运动后不宜马上推拿，应稍事休息后再进行。

（6）患有肿瘤及严重的心、肝、肺、肾脏疾病者慎用推拿。

（7）有骨质疏松、骨结核、骨肿瘤等病理性骨折因素者慎用推拿。

（8）急性软组织损伤后的24～48小时内慎用推拿。

（9）精神病患者不能配合医者操作，也应列为禁忌证。

## 三、注意事项

### 1. 辨证施补

按摩补益方法甚多，其目的不外乎调整阴阳、调和气血及调补脏腑的功能。在使用按摩补益方法时，要辨证施补，分清阴虚还是阳虚、气虚还是血虚，要辨清疾病在哪个脏腑。肾虚者则采用益肾固本的方法，脾胃虚弱者则采用健脾和胃的方法。

此外，不同的季节也要有所侧重。春天的推拿补益要采用疏肝利胆、养血柔肝之法，秋天的推拿补益则要采用补益肺气、滋阴润燥之法。在辨证施补时，要把各方面的因素综合起来考虑，有选择性地进行。

### 2. 集中注意力，调匀呼吸

集中注意力，调匀呼吸是医者在推拿补益时必须注意的，也是实施自我补益者在使用推拿方法时应当注意的。实施自我推拿补益时，只有在注意力集中、呼吸均匀的情况下才能细心体会到机体实行自我推拿后的反应、变化，从而及时调整推拿的手法、力度、频率等，以达到预期的效果。在给他人使用推拿的方法进行补益时，医者更要集中注意力，仔细观察和了解被推拿者的感受及机体的反应，以调整自己的手法。医者不可边推拿边聊天说笑，也不可按按停停或随意中断治疗去做别的事，而要精力集中，连续完成预定的全部程序，以确保推拿补益的效果。

3. 循序渐进，坚持不懈

在养生保健方面，无论是运动养生，还是饮食养生都有持之以恒的问题。推拿补益亦是如此，也需循序渐进，持之以恒。如果三天打鱼，两天晒网，或者一曝十寒，就不可能收到好的效果。因此，开始时用力可小一些，推拿次数少一些，以后再逐渐增加。另外，推拿一段时间后，补益的效果可能不明显，或者开始时效果明显，以后并不明显，因此有的人就丧失信心，这是不可取的。其实推拿补益与饮食补益等其他补益方法一样，有的能立竿见影，有的则需要相当长的时间。推拿补益健身则更需长期坚持，持之以恒，有的甚至要终身坚持才能达到健康长寿的目的。

4. 时间适当，早晚尤佳

推拿补益，具有简便、有效的特点，如能选择适当的时间，将会收到更好的效果。无论是自我推拿，还是家庭成员之间的相互推拿，一般均宜安排在早晚进行。原因之一是一般白天要工作，时间较紧，而早晚，尤其是晚上时间相对宽裕，有利于集中精力静下心来实施推拿。原因之二是历代养生家均认为早晨是阳气生发之时，此时实施自我推拿可以外引阳气，振奋精神，晚上推拿则有利于消除疲劳，促进睡眠，提高睡眠质量。

5. 因人而异，适度进行

在实施推拿补益时，要按照轻、缓为补的总原则，并要根据自身或被推拿者的体质等情况，确定推拿的手法、力度和持续时间。对于年老体弱、久病而体质较差者，推拿时手法要轻，同时通过增加推拿次数和延长推拿时间的方法达到预期的效果。对于身材高大、肥胖者，手法则要重，通过适当加重推拿手法的方法防止力度过小而收不到效果。

6. 使用介质，防止损伤

推拿补益时，对一般人而言，由于手法较轻，不会引起局部皮肤损伤。但对于皮肤干燥的人、老年人和皮肤娇嫩的婴幼儿，则要使用麻油、推拿膏等介质，以防损伤局部皮肤。

7. 医者及患者推拿过程中的注意事项

（1）医者：推拿前热情接待患者，详细诊察病情，认真治疗疾病，认真书写健康档案，注意患者有无推拿禁忌证；推拿时要保持手的温暖和清洁，经常修剪指甲，以免损伤患者皮肤；随时询问和观察患者的情况，保持适宜的推拿强度。若患者出现头晕、心慌、休克等异常情况，应沉着冷静，让患者平卧。头晕者按风池穴、百会穴；心慌者按内关穴；休克者取头低脚高位，指掐人中穴；牙关紧闭者按合谷穴。

（2）患者：推拿前应排净大小便。饭后不宜马上接受推拿治疗，应休息至少1小时。接受推拿治疗时要呼吸自然，肌肉放松。腰腹等部位接受治疗时要宽衣松带。初次推拿部位的皮肤可能有微痛感，这是正常现象，疼痛随着对手法的逐渐适应便会消失。

## 第六节
## 林氏经典推拿手法简介

（1）坐位提拉旋转法：嘱患者取坐位，保持放松状态，医者站于患者身后，触摸、检查、定位后，嘱其低头。医者一手拇指抵住需要整复的棘突，另一手掌轻托患者下颌部轻轻向上提拉旋转，颈椎旋转到一定角度时，医者即感到明显的阻力，此时颈椎旋转的角度和力点集中在需要整复的棘突部位，随即做有控制的快速扳动。随后，医者抵住患者的棘突与横突之间，向对侧方向做如上操作，以进一步调整该节段。例如，颈椎体格检查和影像学检查结果示第2颈椎椎体向右偏，医者将左手置于第2颈椎椎体右侧横突与棘突之间，右手掌轻托患者下颌部，向右侧慢慢旋转，当有阻力时稍停，随即用力向右上方做突发的、有控制的快速扳动。再用右手拇指抵住患者第2颈椎椎体右侧横突与棘突之间，左手轻托其下颌部向左侧慢慢旋转，当有阻力时稍停，随即用力向左上方做突发的、有控制的快速扳动，同时右手拇指向左上方推动。此时大多能听到颈部弹响声或感到手下有滑动感，手法复位完毕。每周

5次，共治疗10次。林创坚教授强调，提拉旋转调整手法的取效关键在于力度和角度的把控。椎动脉型颈椎病患者常伴有寰枢关节半脱位，加之第1至第2颈椎关节活动度较大，因此提拉旋转调整手法主要调整第1至第2颈椎关节。在复位过程中，医者力度要持续、均匀、轻巧，不可使用暴力和强制操作。患者低头的角度应根据其颈椎的形态决定，旋转过程中医者两手定位始终处于同一水平，避免导致患者颈椎错位、脊髓损伤等。另外，医者应注意查体和影像学检查结果，排除骨结核、骨肿瘤、骨质疏松、脊髓型颈椎病或伴有其他严重全身性疾病后再行手法治疗。（图1-1）

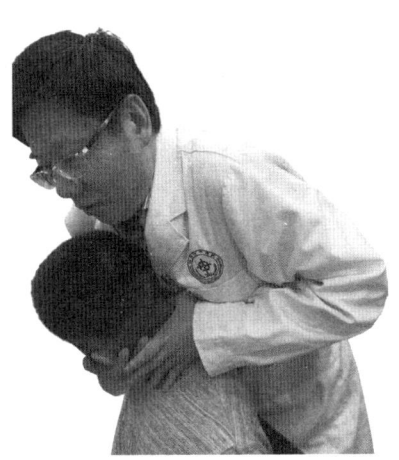

图1-1　坐位提拉旋转法

（2）仰卧位旋转复位法：此法适用于颈椎高段、低段手法调整。嘱患者取仰卧位，保持放松状态，医者用拇、示二指夹其向后凸起的棘突两旁作"定点"，另一手托起下颌，使其头做前屈后仰活动，当头后仰时，"定点"之手稍加力向前推动，使之在运动中推正。（图1-2）

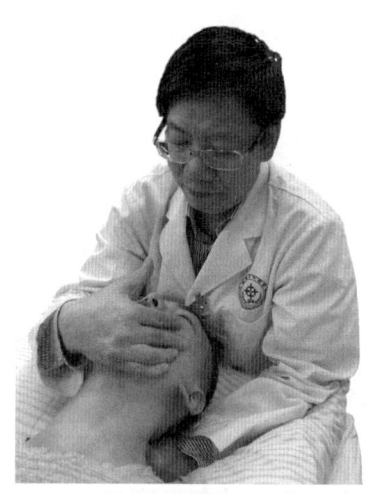

图1-2　仰卧位旋转复位法

（3）牵引下正骨法：此法适用于颈椎微调。牵引时前后纵韧带拉直，有利于前后滑脱式错位关节的复正；牵引能使早期变窄的椎间隙增宽，对椎间盘变性并发关节错位者易于复正。中下段颈椎错位在牵引下正骨易于复位。

（4）坐位膝顶法：此法又名"膝顶挺胸端提法"。嘱患者取坐位，双手抱后枕，医者站在患者背后，双手伸向患者两胁，用一膝顶患者胸椎，然后双手抱两肩臂部，往上、后方用力，中下段颈椎错位在牵引下正骨易于复位。对于身形较瘦或较高的患者，可取坐位，医者双手穿、贴于患者腰背两侧，前倾贴合，向上端用力提，方法基本同上。（图1-3）

（5）坐位抱胸法：医者站在患者背后，双手从患者腋下穿过或从手臂外侧绕过，抓住患者的手腕或肘，胸骨紧贴患者背后作为"定点"，将患者略微举起、后伸，同时靠、扩、顶多力同施。（图1-4）

（6）俯卧位分推法：患者取俯卧位，医者站于患者一侧，一手鱼际压于患处（椎弓处），另一手压于对侧下或上一椎弓处，双手同时向掌指方向发力。（图1-5）

（7）俯卧位旋转牵拉复位法：患者取俯卧位，医者一手

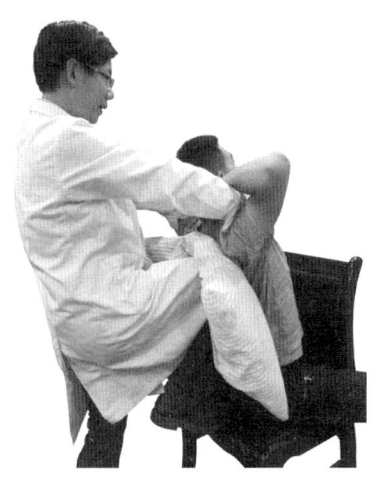

图1-3　坐位膝顶法

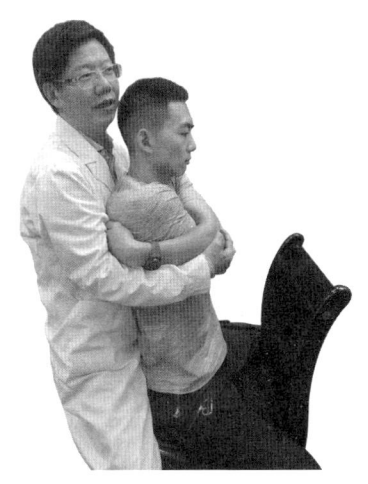

图1-4　坐位抱胸法

按压其胸椎痛处，患者头偏向一侧，助手牵拉患者对侧下肢，旋向医者一侧至恰当位置。医者双手鱼际交叠压于患处（椎弓处）发力。（图1-6）

（8）斜扳法：患者取侧卧位，双下肢上者屈髋屈膝，下者伸直，医者一手或肘推按住患者肩部，另一手抵住患者臀部，将患者腰部旋转至最大限度后，两手同时用力，做相反方向扳动。（图1-7）

（9）俯卧位牵拉摇正法：患者取俯卧位，双手抓紧两侧床边。医者双手牵拉患者双下肢至最大限度，以牵拉、摇摆之力使腰椎复位。

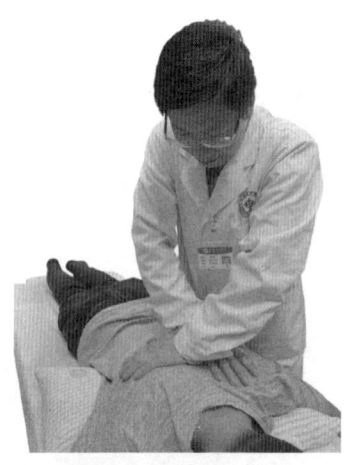

图1-5　俯卧位分推法

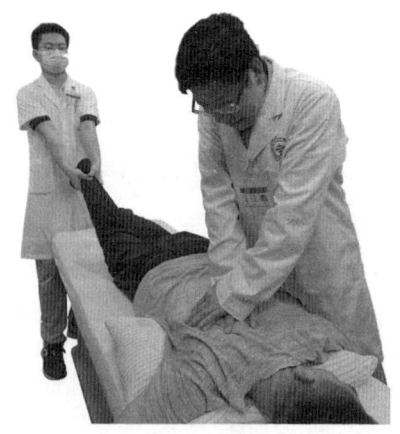

图1-6　俯卧位旋转牵拉复位法

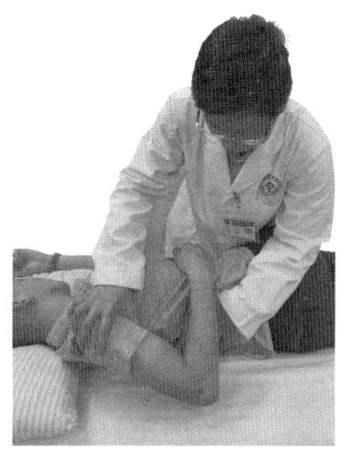

图1-7　斜扳法

（10）单髋过伸复位法：患者取俯卧位，医者立于患者右侧，左手托患膝上部，右掌根按压同侧骶髂关节，先缓缓旋转患肢髋关节5～7次，医者尽可能上提患者大腿，使髋关节过伸，右手掌同时下压骶髂关节，两手朝相反方向扳按。此时可闻及关节复位响声或手下有关节复位感。（图1-8）

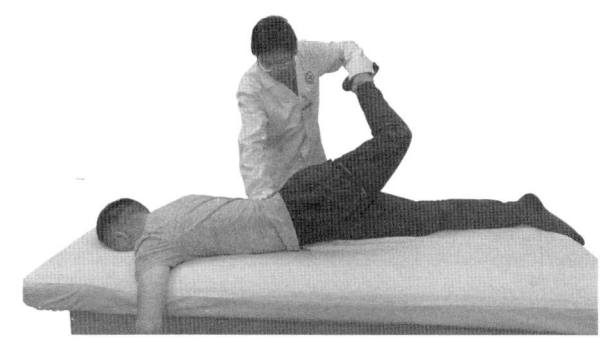

图1-8　单髋过伸复位法

（11）牵引下分推法：患者取俯卧位，双手抓紧两侧床边。医者立于患者一侧，助手双手牵拉患者患侧下肢至最大限度，医者一手鱼际压于患处，另一手压于对侧下或上一骶椎处，双手同时向掌指方向发力。（图1-9）

（12）仰卧屈曲压腹法：患者取仰卧位，双下肢屈髋屈膝。医者双手扶住患者的膝盖，利用自身体重，向下、向外、向腹部冲压数次。（图1-10）

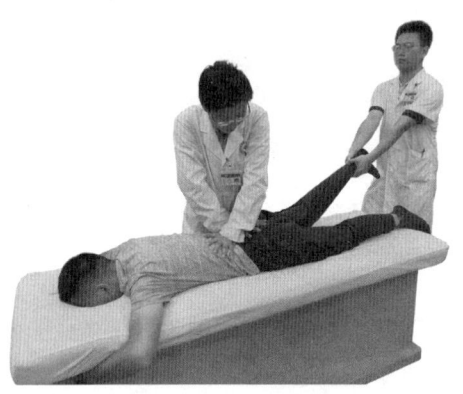 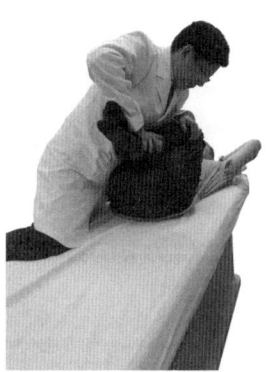

图1-9　牵引下分推法　　　　图1-10　仰卧屈曲压腹法

# 第一章 推拿手法研究进展

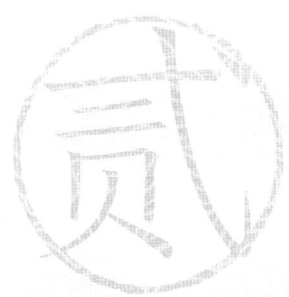

# ❁ 第一节 ❁
# 推拿手法源流

推拿手法起源于远古时代人们的生产劳动和生活实践。在原始社会，人们在生产劳动或与野兽搏斗时，必定有一些外伤发生。出现疼痛后，他们自然地用手去抚摩、按揉，逐步收到效果；当人体的某一部位受到损伤而出血时，人们便本能地用手按压以止血；当损伤使局部隆起时，人们又本能地通过抚摩、揉动使隆起变小或消失，从而缓解肿痛。人们本能地重复应用一些能够祛病的抚摩、按揉手法，经过时间的延续，这些手法得到积累和发展。在长期的实践过程中，推拿逐渐从无意识的偶然动作演变为人们自由运用的系统的治疗方法。约在几千年前，我国祖先就为推拿奠定了基础，并逐步形成推拿学科。在长期的实践中，推拿手法从原来简单的下意识动作，发展为需要经过刻苦训练才能掌握的一种具有高度技巧性的医疗运动，也成为中医学中别具特色的一种治疗保健方法。

"推拿"一词，在汉代以前称"按跷""跷摩"，汉代至明代多称"按摩"。推拿手法治病的文字记载，始于殷商甲骨文，当时称之为"拊"。如殷商甲骨文中，反复出现"拊"和用"拊"来治疗小腹部疾病的记载；同时，还记载了专门从事"拊"的医者姓名，例如尹、臭、拊等。由此可见，推拿手法是当时重要的治病手段。战国名医扁鹊治愈虢太子尸厥的故事，不仅说明了这种综合性治疗产生的奇特效果，而且说明了推拿在临床应用中的重要作用。长沙马王堆3号汉墓出土的《五十二病方》中记载的推拿手法有按、摩、抚、蚤挈、中指搔、刮、捏7种，由于该书随墓主下葬于公元前168年，因此，其成书应早于《黄帝内经》，是目前可见的最早记载推拿手法的书籍。不仅如此，该书还记载了我国推拿史上最早的药摩和膏摩及形式多样的推拿工具。帛画《导引图》中则记载了以双手搓腰、揉膝的两种自我保健推拿手法。《黄帝内经》记载的推拿手法有按、摩、推、扪、循、切、抓、揩、弹、挟、卷11种；《黄帝内经》不仅记载了推拿的起源，而且指出了推拿的作用和应用，对推拿疗法有了较为具体的论述，为后世继承和发扬推拿奠定了理论基础。《素问·血气形志》提到："形数惊恐，经络不通，病生于不仁，治之以按摩醪药。"该书指出了经络不通，气血不通，人体的某个部位就会出现疾病，在治疗上可以用推拿的方法疏通经络气血，达到治疗的作用。《黄帝内经》中有推拿工具的记载：《灵枢·九针论》中的"圆针"，既用于针灸，也用于推拿，常配合使用。《汉书·李广苏建传》记载了用足蹈背，救醒苏武的一种推拿方法；《金匮要略·杂疗方》中详细记载了用推拿手法救治自缢者的人工呼吸法，其中运用的手法有踏、按、摩捋、屈伸等。这些记载大多只涉及手法的名称，对手法的具体操作方法缺乏详细描述。

三国时期开始形成推拿与导引、外用药物配合应用的方法，出现膏摩、火灸。名医华佗曰："伤寒始得，一日在皮，当膏摩火灸之即愈。"他还根据虎、鹿、熊、猿、鹤的动作，创编了最早的推拿导引术——五禽戏。

两晋时期，推拿在医学领域的地位较高，它不仅是医学教育的四大科目之一，而且被应用到骨伤和外科疾病的治疗中，有了新的发展。东晋葛洪《肘后备急方》记载了许多推拿手法及其运用，如掐人中穴治疗昏厥、指按胃脘部治疗"心卒痛"、抄举法治疗急腹痛、背法急救溺死、抓法治疗"卒腹痛"等。目前临床广泛应用的下颌关节脱位复位法，首见于《医心方》，它引《肘后备急方》遗文曰："令人两手牵其颐已，暂推之，急出大指，或咋伤也。"此即将牵引法、推法按一定次序进行操作的手法联合运用，从而开创了手法联合运用的先河。此外，捏脊法、捏肩井法、检查手法等亦有记载。东晋刘涓子《刘涓子鬼遗方》中记有擦法与拓法治疗皮肤病。南朝陶弘景《真诰》中载有用"曲折法"治疗"手臂不授""举身不授"等病症，即运用推拿手法使患者肢体关节屈伸的被动运动手法。

隋唐时期是推拿发展的盛世。唐代孙思邈《千金要方·养性·按摩法》记有"老子按摩法"49式，即将导引与推拿相结合，扩大了推拿的范畴，开拓了保健推拿的领域，其中涉及的推拿手法有按（捺）、摩、摸、捻、掘、振、摇、拍、打、扭（捩）、托、抱、顿、挽等。

宋金元时期，推拿手法的理论得到了全面总结，推拿手法在治疗骨伤科疾病方面又有了新的发展。由朝廷编著的《圣济总录》对推拿手法进行了总结、归纳与分析，认为推拿与导引是两门不同的学科，就推拿的含义及按法与摩法的区别进行了阐述，指出："世之论按摩，不知析而治之，乃合导引而解之。夫不知析而治之，固已疏矣，又合以导引，益见其不思也。"还指出："大抵按摩法，每以开达抑遏为义。开达则壅蔽者以之发散，抑遏则慄悍者有所归宿。"该书还对推拿手法的适应证和禁忌证进行了分析，指出了"按之痛止""按之无益""按之痛甚""按之快然"的情况。此外，朝廷还汲取了宋代以前十余个养生学派的保健推拿方法之长，编成一套14节的养生功法，其中11节是自我保健推拿方法。宋代苏轼等《苏沈良方》所载掐法治疗脐风，是推拿手法治疗新生儿破伤风的最早记载。宋代张杲《医说·撷扑打伤》记载的搓滚竹管治筋缩，开创了用器械代替推拿手法促进筋腱、关节功能康复的先河。元代危亦林《世医得效方》载有利用患者自身的重力牵引整复的多种方法，例如肩关节脱位的坐凳架梯法、筋关节前脱位的倒吊复位法和脊椎骨折的悬吊复位法。

明清时期，小儿推拿形成独立体系，成人推拿形成一些流派，推拿手法得到较大发展。明代徐用宣《袖珍小儿方》的"秘传看惊掐筋口授手法论"是最早的小儿推拿专题文献。《袖珍小儿方》后经庄应祺增补为《补要袖珍小儿方论》，书中载有掐、揉、按、推、擦5种推拿手法，另有"龙入虎口""苍龙摆尾"2种复式操作法，这是小儿推拿复式操作法的最早记载。明代杨继洲《针灸大成》所引《按摩经》是现存最早的小儿推拿著作，书中载有掐、揉、推、按、摩、运、摇、搓、分、合、点、摘、刮、捻、扯（拷）、推拂16种推拿手法，并介绍了"黄蜂出洞""水底捞月""凤单展翅""打马过河""飞经走气""按弦搓摩""天门入虎口""猿猴摘果""赤凤摇头""二龙戏珠""丹凤摇尾""黄蜂入洞""凤凰鼓翅""孤雁游飞""运水入土""运土入水""老汉扳缯""斗肘走气""龙入虎口""苍龙摆尾"共20种小儿推拿复式操作法。明代龚廷贤《小儿推拿方脉活婴秘旨全书》是现存最早的推拿专著单行本，新增滚、笃、打拍、开弹、拿5种推拿手法，以及"乌龙双摆尾""老虎吞食""拿十二经络法"3种复式操作法。明代周岳夫《小儿推拿秘诀》对拿法有较详细的介绍，并对推法、运法等加以阐明。同时书中还介绍了复式操作法9种。明代朱橚等编的《普济方·折伤门》中记载了正骨手法12种。明代王肯堂《证治准绳·疡医准绳·损伤门》记载了15种骨折脱位的整复手法，王氏认为"凡搏捽，要手法快便，要皮肉相执平正；整拔亦要相度难易，或用三四人，不可轻易"。清代熊应雄《小儿推拿广意》中介绍了推拿手法9种、复式操作法14种，在手法的运用上，提出了"推拿手部次第""推拿面部次第"等操作顺序。清代夏鼎《幼科铁镜》介绍了推、拿、掐、揉、运、捻、摇、分8种手法。清代骆潜庵《幼科推拿秘书》介绍了按、摩、推、拿、掐、揉、运、分、合、点、摇11种手法，将复式操作法称为

"十三大手法"，新增"揉脐及龟尾并擦七节骨"和"总收法"2种手法，并提出推拿手法的操作次数不必拘泥于"一岁三百"的说法，而要审定主穴，多用工夫。清代夏云集《保赤推拿法》专论操作，介绍了43种操作方法，在"凡例"中简释了拿、推、掐、搓、摇、捻、扯、揉、运、刮、分、和12种手法的操作要领。清代张振鋆《厘正按摩要术》首次将小儿推拿常用手法归纳为"按、摩、掐、揉、推、运、搓、摇"8种，认为拿法是诸种手法之统称。清代唐元瑞《推拿指南》记载有关眼疾的各种推拿操作方法61条。清代吴谦《医宗金鉴·正骨心法要旨》将正骨推拿手法归纳总结为"摸、接、端、提、按、摩、推、拿"8种，并对其操作方法与要领、注意事项、使用范围等做了详细的描述，认为手法正骨具有一定的优越性，强调医者"必素知其体相，识其部位……以手扪之，自悉其情"。如手法使用不当也可出现副作用，因此提出"法之所施，使患者不知其苦，方称为手法也"的技术要求，对后世影响较大。

明清时期，以手法为特色形成的流派主要有点穴推拿、一指禅推拿、内功推拿等。点穴推拿是以点法和按法为主要手法，在有关经穴、奇穴、特定穴和特定线路上进行操作，以达到防治疾病目的的推拿流派。其代表人物有：明代异远真人（1506—1565年），著有《跌损妙方》；清代江考卿（1771—1854年），著有《伤科方书》；清代赵廷海（1821—1861年），著有《救伤秘旨》；清代王文（1840—1927年），口授《推按精义》；等等。《推按精义》中的基本手法有补、泻、调、压、推、拨、分、扣、按9种。清代同治年间（1862—1874年），扬州一带流行一指禅推拿流派的基本手法，有一指禅推、拿、按、摩、滚、捻、搓、抄、揉、缠、抖、摇法等十余种，一指禅推法是其主要手法，手法的特点强调以柔和为贵，要柔中寓刚，刚柔相济，动作连贯细腻，雅而不俗，同时要求医者刻苦练习手法，使之达到"持久、有力、均匀、柔和"的技术要求，使手法的功力深透于内。内功推拿流派是在锻炼"少林内功"的基础上，结合治疗内外伤疾病的经验而逐渐形成和发展起来的。其起源尚无确切资料可证。据考始在北方流传，至清代末期才逐渐形成了一套较为完整和独具特色的治疗方法。内功推拿以平推法为基本手法，还有拿、擦、压、分、合、理、劈、搓、抖、运、击、揉点、扫散、拔伸等十余种手法。内功推拿在应用时有一套"常规操作方法"，手法操作要求刚劲有力，刚中寓柔，操作快速，连贯有序。内功推拿也要求患者锻炼"少林内功"的有关姿势，以达到扶正祛邪的目的。

民国时期，国民政府崇尚西医，1929年提出"废止旧医以扫除医药卫生之障碍"的方针，1936年又提出"国医在科学上无根据"，一律不许执业，从而排斥了中医，推拿更被人们视为医家小道。于是，从事推拿的行业者寥寥无几。与此相反，巫神之道却趁机行事，假借推拿手技为其说教涂脂抹粉、故弄玄虚，严重歪曲了推拿疗法。真正的推拿疗法仅仅停留在家传口授的窘地。因此，推拿手法的发展在总体上处于低潮。但推拿流派有所发展，滚法推拿流派即是在继承一指禅推拿的基础上，于20世纪40年代创立的。该流派以滚法为主要手法，以按、拿、揉、搓、捻5种手法及被动运动为辅助手法，并强调患者要做针对性的自主性运动锻炼。其他流派如一指禅推拿、正骨推拿、内功推拿、脏腑点穴推拿、点穴推拿等也在不断地发展和完善。中华人民共和国成立后，推拿古籍的整理和出版、推拿新著和译作的出版和发行、推拿科研和教育的建设和完善、推拿医师素质的提高等各方面的工作都使推拿学术得到了全面发展。

## 第二节
## 推拿手法各家学说

### 一、脏腑推按疗法

脏腑推按疗法是以脏腑经络学说为指导，通过推按手法，达到治疗目的的一种方法。"推按"即集"推拿""按摩"的精湛内容和巧妙手法于一体之意。推按出自《推按精义》一书。该书作者及成书年代不详，曾为王文所得，可惜此书又得而复失，王文凭记忆口传给弟子王雅儒，由王雅儒及后学发展整理出《脏腑图点穴法》《脏腑经络按摩》等推按专著，从而使脏腑推按疗法独树一帜。《脏腑图点穴法》讲的是一种独特的按摩疗法。它是用不同的手法，选择性地点按脏腑部位、经络、经筋和穴位，直接作用于人体而治疗疾病。其代表人物首推河北的王雅儒。他以中医基础理论为指导，选用不同的穴位，采取按摩的"补、泻、调、压、推、拨、分、扣、按"9种手法，配合特有的点穴法应用于临床，效果显著。脏腑经络按摩是以按摩腹部为主（以经络、穴位按摩为主），辅以按摩其他部位的一种治疗方法。董好魁、李恩复的《脏腑经络按摩》一书比较详细地阐述了脏腑经络按摩治疗疾病的道理，同时对按摩手法、补泻手法、常用腧穴、诊断概要，以及脏腑经络按摩治疗内、外、妇、儿等各科疾病的实践经验也有阐述。董氏认为腹部通过经络与脏腑密切关联。"腹部居人体的中部，为联结上下的枢纽"，内含重要脏腑，脏腑有病，必反映到腹部，故曰"有诸内者形诸外"。通过按摩腹部，也必然能达到调治脏腑、经络的目的。

## 二、捏筋拍打疗法

捏筋拍打疗法源于《易筋经》，但究竟由谁发明、创造于何年现已无法考证。对于本疗法的起源问题，盛传两种说法：一说起源于华佗，另一说起源于达摩。该法近百年来流传在我国山东、河北、东北等地。《易筋经》曰："易者，变也；筋者，劲也……人身骨髓以外，皮肉以内，四肢百骸，无处非筋，无劲非筋，幕络周身，通行气血，翊卫精神，提挈运用……今以人功，变弱为强，变挛为长，变柔为刚，变衰为康……"意思是说，筋者通往全身各处，经过捏揉按摩，可使筋腱由弱变强，由衰萎变康健，从而达到强壮筋骨、康健身体、祛病延年的目的。此之谓"筋"者，是指广义的"筋"。它包括十二经脉、十二经筋、十二经别等。捏筋拍打疗法可分为捏筋疗法、拍打疗法。捏筋主要是通过捏揉弹拨经脉筋腱，达到强健筋骨、疏通经络、调和气血、防病治病目的的疗法。捏筋手法也同一般按摩手法有异，捏筋的部位不是一般的针灸穴位。拍打是用指、掌或借助器具轻轻拍打身体的一种按摩法，同样可以达到强健筋骨、防病治病的目的。

## 三、指压按摩法

　　指压按摩法又称指针按摩法、指压疗法、指针疗法，是用手代针，在一定穴位或部位上，运用一定的手法施以按压，以达到治疗疾病目的的一种传统方法，这种方法主要用拇指及中指尖点刺。指压按摩法，最早见于《黄帝内经》。如《素问·举痛论》曰："按之则血气散，故按之痛止……按之则热气至，热气至则痛止矣。"后来，东晋葛洪的《肘后备急方》、明代杨继洲的《针灸大成》等书都有相关记述。指压按摩法如专门在脊柱或其两旁施行，也可称之为"点脊疗法"。如清代沈金鳌《杂病源流犀烛·内伤外感门·内伤外感·痧胀源流》曰："若犯痧，先循其七节骨缝中，将大指甲重掐入，候内骨节响方止，以盐涂之。"同时，指压按摩法也可用于镇痛麻醉。明代龚廷贤《寿世保元》中记有"预先以手指紧罩其穴处"，通过此法来抑制艾灸所产生的烧灼痛等记载。直到今天，指压按摩法在民间仍然盛行。指压按摩法是以中医学的经络学说、气血理论为指导，在全身十四经穴或经外奇穴上施用。其特点是感应强、作用快。指压按摩法的手法虽多，但约言之，不外摸、推、剁、敲、伸、活、抖、拿、广、意十法。其基本手法则是指按法。赵绲庵在《针灸要诀与按摩十法》中说："血病宜多摸，气滞宜多剁，筋缩不舒宜多伸，行动不利宜多活，骨节屈伸不利宜多抖，癥瘕积聚诸病宜多推，油膜碍障宜多拿，气道不顺宜多敲，闭结胀满宜多广，神志误用宜多意。"

## 四、腹诊推拿法

腹诊推拿法首见于《黄帝内经》，继见于《伤寒论》。清代张振鋆《厘正按摩要术》所引《对时论》云："胸腹者，五脏六腑之宫城，阴阳气血之发源，若欲知其脏腑如何，则莫如诊胸腹。"腹诊推拿法就是通过对腹部的诊断而行按摩治疗的一种方法。腹诊推拿法以切诊为主，结合望、问、闻诊辨证论治。近代的代表应首推骆俊昌（1881—1965年）的"骆氏腹诊推拿术"，它由骆竞洪医师继承。骆俊昌认为："诊腹方知气血之升降，明脏腑之盛衰。"腹诊推拿法中的腹诊和现代医学所施用的腹诊在方法和目的上有所不同。它不是直接触知腹部内脏或对组织进行病理解剖，而是通过医者的手，按照一定的方法和压力去触知腹壁肌肉的紧张度等，以察知气、血、食、水在人体的分布状况，为诊断提供必要的依据。

## 五、一指禅推拿手法

一指禅推拿手法是以一指禅推法、缠法、抄法、弹法和滚法为主要手段防治疾病的方法。一指禅推拿手法历史悠久，流传甚广，已逐渐形成一个流派。关于其渊源问题，众说纷纭，传说主要有三：一曰，梁武帝时，达摩祖师在嵩山少林寺面壁九年，悟出了一指禅功；二曰，"一指禅"是佛教禅宗的用语，其意为万物归一；三曰，根据师承的脉络，目前流传的一指禅推拿手法应是由清代咸丰年间河南人李鉴臣所传授，由其门人丁凤山发展，再由王松山、丁树山等继承，逐渐形成在江浙一带颇负盛名的一大推拿流派。一指禅推拿手法是以中医基本理论为指导，以四诊八纲为辨证手段，强调审病求因、辨证论治。临床运用循守推拿穴位、走经络的原则。操作时强调手法柔和、深透，柔中寓刚，注重以柔和为贵。一指禅推拿手法强调按穴要十分准确，临床适应证也比较广泛，无论是内因、外因为患还是经络形体疾病，一般都能治疗，尤其擅长治疗内科杂病以及关节疼痛等症。

## 六、武当按导学派

武当按导学派为湖北的一大按摩医学派系。它源远流长，是将按摩和导引相提并论、相互结合并融会贯通的一种医疗方法。据"按导医学"传人袁靖介绍："按导方法源于'黄道医学'，其按摩部位多以'武当导引功'之循行部位为主要按摩点。"袁氏按导医疗为武当嫡传，今已五代。袁士祯业医有名望，于清末任湖北卫生署署长，其后袁正伦、袁正道从民国初年起以"按导医术"服务于津、京、沪、杭，均享有盛名。按即按摩，导即导引，按导是以行气、漱咽、按摩、肢体运动相配合的一种医疗健身术。按导乃按摩导引之概括。按摩手法诸多，导引派别亦繁。"按导医学"仅言按摩作用于导引范畴。它是在按摩治疗中，以医者的功力，导引患者"聚神志以意守，携气血以通达"，达到阴阳平衡、表里疏通、经脉流畅、脏腑调节的作用。"以消息导引之法，除人八病"，"八病"即"风、寒、暑、湿、饿、饱、劳、逸"。

# 第二章

# 林创坚教授阅片技巧

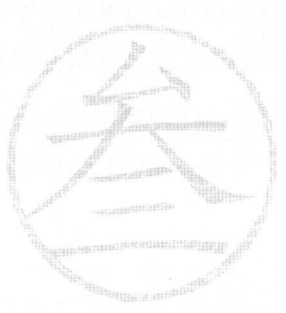

# 第一节

# 脊柱解剖学概述

成人脊柱由24块椎骨、1块骶骨、1块尾骨和椎间盘、椎间关节、韧带等连接而成，自上至下可分为颈段、胸段、腰段和骶尾段4个部分。

多数椎骨由椎体和椎弓组成，二者围成椎孔。椎弓由椎弓根和椎板构成，椎弓根是椎弓连接椎体的狭窄部分，其上、下缘分别为椎上、椎下切迹，相邻的椎上、椎下切迹构成椎间孔，其内有神经、血管通过。椎弓峡部为椎弓根与椎板移行部，位于上、下关节突之间。

除寰、枢椎之间无椎间盘外，其他椎体之间均有椎间盘，共23个。椎间盘由髓核、纤维环、透明软骨终板和穿通纤维等构成。髓核富含水分，位于椎间盘的中心偏后部分。纤维环由纤维软骨构成，围绕髓核呈同心圆状排列，其前部较厚，后部较薄，故髓核易向椎体后方或后侧方突出。穿通纤维位于椎间盘最外层，由胶原纤维构成。透明软骨终板紧贴于椎体上、下缘，构成髓核的上、下界。

后纵韧带和黄韧带是具有重要临床病理意义的结构。后纵韧带起自枢椎体后缘，向下沿各椎体和椎间盘的后缘至骶管，细而坚韧。黄韧带参与椎管后壁的构成，起自上位椎骨椎板的下缘和前面，止于下位椎骨椎板的后面和上缘，呈节段性。正常厚度为2～4毫米，超过5毫米即为增厚。后纵韧带增厚钙（骨）化、黄韧带增厚均可导致椎管狭窄、脊髓及神经根受压，产生相应的临床症状。

椎管由椎孔、骶骨的骶管和椎骨之间的骨连接共同构成，内有脊髓、神经根、血管及脑脊液等。椎管前壁由椎体、椎间盘和后纵韧带构成，两侧壁为椎弓根和椎间孔，后壁为椎板和黄韧带。上述椎管壁的任何结构发生变化，均可累及椎管，使其变形或狭窄。

脊髓位于硬膜囊内，上连延髓，呈圆柱形，因颈膨大、腰膨大致其各段粗细略有差异。脊髓末端变细，为脊髓圆锥，于第1腰椎（小儿平第3腰椎）椎体下缘水平处续为终丝。一般来说，成人第2腰椎水平以下椎管内无脊髓组织，仅有马尾神经。脊髓亦分颈、胸、腰和骶尾段，但影像学检查中各段界限难以分辨。脊髓节段与同序数的椎骨多不对应。

脊髓被膜自外向内依次为硬脊膜、蛛网膜及软脊膜。软脊膜紧贴脊髓表面，蛛网膜与软脊膜之间为蛛网膜下腔，其内充满脑脊液。蛛网膜紧贴硬脊膜内面，两者之间的潜在腔隙为硬（脊）膜下腔，CT及MRI检查均不能显示此腔。硬脊膜厚而坚韧，由致密结缔组织构成，呈盲囊状包绕脊髓、蛛网膜及软脊膜，形成长筒状的硬膜囊。硬脊膜与椎管壁之间的间隙为硬膜外腔，其内含有丰富的脂肪组织，还有血管、神经、淋巴组织等。识别脊髓被膜的解剖结构对椎管内病变的定位及定性诊断具有重要的意义。

# ❧ 第二节 ❧
# 脊柱和脊髓X线解剖

脊柱的骨性结构与周围软组织具有良好的自然对比，X线片能较清晰地显示椎体和附件。其中，骨皮质呈线样致密影，椎体骨小梁呈细网致密影，椎管、椎间隙呈透亮影。X线片不能显示和区分椎管内结构，如脊髓、蛛网膜下腔等。

## 一、颈椎

### （一）颈椎正位

寰、枢椎因上颌骨重叠而显示不清，寰、枢椎以下椎体形态相似，呈长方形，第4颈椎平面因声门投影于椎体中央，呈纵行窄状透亮影。椎体上、下缘呈致密线影。椎体上缘两侧斜向外上方的致密小突起为钩突，与相邻椎体后外下缘构成钩椎关节。椎弓根呈环形致密影，位于椎体阴影内两侧，其上、下、外侧方致密性突起分别为上、下关节突及横突。横突两侧对称，棘突呈倒"人"字形致密影投影于中线上。

### （二）颈椎侧位

侧位片上，各椎体顺列呈稍前凸的自然曲度。椎体前后缘连线光滑，椎体呈四方形，第4、第5颈椎前部稍扁，相邻椎体上、下缘之间的透亮间隙为椎间隙。椎间隙宽窄均匀，自上而下稍增宽。椎体后上缘向后延续为椎弓根及上、下关节突，相邻椎体的上、下关节突构成椎间关节，关节间隙表现为关节突稍下方的短条状透亮影。横突阴影与椎体阴影重叠，难以辨认。两侧椎板汇成棘突，它周围致密，中央较透亮，第2颈椎棘突粗大，向下呈钩突状，第7颈椎棘突最长。这些特点有助于定位和计数。

### （三）颈椎斜位

斜位片主要显示椎间孔的形态和大小。椎间孔由相邻椎体的后缘、上位椎体椎弓根下缘、下位椎体椎弓根上缘及上下关节突的前缘围成，呈纵向长卵圆形透光区。其大小在第2至第5颈椎略小，一般长径约9毫米，短径约5毫米。

### （四）寰枢关节张口位

寰枢椎投影于上、下齿列之间，齿状突居中央，位于寰椎两侧下关节面最外缘连线的中垂线（寰椎轴线）上。枢椎上关节面的凸面与寰椎侧块下关节面的凹面构成寰枢关节，正常情况下，两侧关节间隙对称，齿状突与左、右侧块之间的间隙亦对称。

## 二、胸椎

### （一）胸椎正位

胸椎椎体呈方形，自上而下逐渐增大。椎体上、下面平坦，椎间隙宽度均匀，椎弓根投影于椎体阴影内两侧，呈环形致密影。棘突呈水滴状致密影投影于中线上。上位胸椎棘突投影于椎间隙及下位椎体上部。椎弓根与棘突间斜方形稍致密影为椎板，两侧椎板上缘共同形成一凹面向上的弧形阴影，上关节突在此弧形两侧外上缘于椎弓根上方形成致密影。下关节突在椎板下方于椎体下角处形成突出的致密影。椎体两侧水平伸出的圆钝状阴影为横突，第12胸椎横突可分节。上8个椎体两侧与两对肋骨构成关节，下4个椎体两侧仅与一对肋骨构成关节；上10个胸椎的每一个横突均与肋骨构成关节：两者分别称为肋椎关节与肋横突关节。

### （二）胸椎侧位

胸椎顺列稍后凸，椎体呈长方形，第12胸椎略呈楔形，椎体后缘略凹。椎体附件除横突外均可显示，椎间孔除第1至第3胸椎椎间孔外均显示清晰。

## 三、腰椎

### （一）腰椎正位

腰椎椎体呈长方形，比胸椎大，自上而下逐渐增大，椎弓根投影于椎体阴影内两侧，呈纵向卵圆形环状致密影。椎板上缘于椎弓根上方形成的致密突起阴影为上关节突，椎板向外下方形成的致密突起阴影为下关节突。相邻椎体的上、下关节突形成椎间关节，由于椎间关节面呈矢状位，所以关节间隙表现为垂直透亮影。由椎体两侧向外水平伸出的圆钝状致密影为横突，第3腰椎横突最长，第4腰椎横突略上翘，第5腰椎横突较宽大并可与骶骨构成假关节。棘突呈水滴状致密影。

### （二）腰椎侧位

腰椎顺列稍前凸。椎体呈长方形，第5腰椎稍扁。第5腰椎与骶骨间隙稍窄，第3、第4腰椎椎间隙略宽，其余各椎间隙大小相等。椎间孔大而清晰，椎弓根向上方凸起的致密阴影为上关节突，横突呈轴位投影于上、下关节突间的椎板阴影中，椎板后方向后下延伸的斜方形略致密阴影为棘突。沿第1骶椎上缘所作的直线与水平线的夹角为腰骶角，正常不超过30度，若大于34度，则提示有脊柱不稳的可能。

### （三）腰椎斜位

主要观察腰椎小关节突及椎弓峡部。与椎体重叠的椎弓根显示清晰，呈环形致密影，椎弓根向上、向前凸起的致密影分别为上关节突及横突，向后下延伸的狭长致密影为椎弓峡部，峡部继续向下延伸为下关节突。

## 四、骶尾椎

### （一）骶尾椎正位

骶椎共5个，在18～25岁的阶段，骶椎自下而上逐渐骨性融合，形成骶骨。骶骨呈倒置的三角形，由中间部分及两侧翼部组成。中间部分可见纵行致密阴影，为骶椎棘突愈合后形成的骶中嵴，两侧翼部可见4条成对的横行致密线影及4对透亮的骶孔影。翼部的耳状关节面与髂骨构成骶髂关节。骶骨下端连接尾骨，18岁后尾骨由4个尾椎组成，各尾椎间由软骨连接，约

40岁后软骨才消失。除第1尾椎由椎体、尾骨角及外侧突组成外，其余尾椎仅保留椎体部分。

### （二）骶尾椎侧位

骶骨腹侧凹陷，背侧隆凸不平，骶骨上部重叠较多，骶骨各椎体呈长方形，融合处呈现出横行致密线影。第1骶椎前上缘明显突起为骶骨岬。骶骨后缘与椎板间的条形透亮影为骶管，其下部开口为骶管裂孔。裂孔后方的角状致密影为骶骨角。各尾椎排列成凹面向前的弧形，有时为直角状或钩状。

## ❧ 第三节 ❧
## 脊柱和脊髓断面影像解剖

脊柱CT能显示脊柱和脊髓的横断面影像，能通过多平面重建和窗技术观察脊柱的骨性结构、椎旁及椎管内的软组织结构。在骨窗上，骨性断面结构清晰显示，骨皮质呈高密度线样影，松质骨呈低密度影，其间散在的点状高密度影为骨小梁。在软组织窗上，椎旁软组织对称显示，椎间盘呈类圆形软组织密度影，与椎体形态一致，脊髓断面呈类软组织密度影，周围一圈液性密度影为蛛网膜下腔，内含脑脊液。

MRI能清晰显示椎管内结构，在MRI图像上，脊髓呈灰白影像，在蛛网膜下腔脑脊液背景的衬托下显示得非常清楚。脑脊液在第1胸椎加权像上呈黑色影像，在第2胸椎加权像上呈亮白影像；硬脊膜在第1胸椎及第2胸椎加权像上均呈黑色影像；硬膜外脂肪在第1胸椎及第2胸椎加权像上均呈亮白色影像；椎间盘形态、结构显示清晰，髓核在第1胸椎加权像上呈灰色影像，在第2胸椎加权像上呈灰白色影像；穿通纤维在第1胸椎及第2胸椎加权像上均呈黑色影像。

颈椎、胸椎及腰椎的结构相似，但各段椎骨的大小、形态及相对位置均有差异。现以具体椎骨为例介绍一些有代表性的解剖横断面。

## 一、颈椎

第1、第2颈椎及第7颈椎形态特殊，其余4个颈椎具有相似的结构。

颈椎椎管大致为三角形，第1至第3颈椎水平椎管较宽，第3至第7颈椎椎管管径大致相等。椎管前后径小于10毫米，应考虑椎管狭窄。脊髓位于硬膜囊正中，在横断面上几乎都呈椭圆形。颈段蛛网膜下隙较宽大，硬膜外隙脂肪很少，仅位于背侧和外侧部。颈神经根较短，走行近似水平。椎间孔位于相邻的椎弓根之间，为长4~5毫米的骨性管道，与冠状面成45度角，其前内侧壁为椎体钩突的后面、椎间盘和椎体下部，后外侧壁为关节突关节的内侧部。颈神经根向前下外穿出椎间孔，并与冠状面成45度角，与水平面约成10度角。

## （一）寰枢关节层面

寰椎呈环状，分为前弓、后弓和两侧的侧块。前弓的后方有枢椎的齿状突，齿状突呈圆柱形，其前缘稍平，与前弓后面的关节面构成寰枢正中关节，齿状突后方为寰椎横韧带，两侧为翼状韧带。正常成人寰齿关节间隙不超过3毫米，齿状突至两侧寰椎侧块间距离相等，否则均考虑为寰枢关节半脱位。侧块上、下方的关节面分别与枕骨和枢椎相关节，侧块外侧方的骨结构为横突。第1颈椎的横突较其他颈椎横突长且粗。

第1颈椎水平脊髓腹侧面略平，可见一由前正中裂形成的凹陷，后缘略圆，中线也可见由后中间沟形成的一微凹。硬脊膜与蛛网膜连在一起，无法区分，统称为硬脊膜囊。硬脊膜囊与骨性椎管之间为硬膜外间隙。蛛网膜下腔内含脑脊液。

## （二）第5颈椎椎弓根层面

该层面可显示第5颈椎完整的椎管，椎管由前方的椎体、侧方的椎弓根和后方的椎板围成，呈尖端向后的三角形。第5颈椎椎体呈卵圆形，后缘平直或稍凹陷，椎体的横径大于矢状径。椎弓根较短，从椎体向后方伸出并连向关节块，与矢状面成45度角。关节块由上关节突和下关节突构成，连接椎弓根与椎板。两侧椎弓板在中线处成钝角相连接，从连接处可见第5颈椎棘突斜向后下方，呈分叉状，椎体与关节块的外侧为横突，其根部有横突孔，内有椎动脉、椎静脉通过。脊髓横断面呈椭圆形。

## （三）第5至第6颈椎椎间盘层面

椎间盘的前方可见第5颈椎椎体的前下缘，后方可见第6颈椎椎体的后上缘；由于椎间盘不伸至椎体的两边，所以椎间盘的两侧可见第6颈椎的钩突。钩突的后外方为椎间孔，椎间孔的后缘是第5、第6颈椎的关节突关节，该关节间隙表现为相邻关节突骨皮质之间的狭窄间隙，正常宽度为2~4毫米，包括其间的关节软骨和真正的关节间隙。关节间隙的前方为第6颈椎的上关节突，后方为第5颈椎的下关节突。该层面上椎板较细小，在中线不相连，椎板内面有较薄的黄韧带附着。

椎间孔内充填有脂肪，其中有神经根影。在椎间孔的前外方、椎间盘及钩突的两侧可见椎动脉、椎静脉。椎管、硬膜囊及脊髓的大小、形态均与上一层一致。

## 二、胸椎

在横断面上，胸椎椎体呈心形，横径和前后径大致相等。胸椎椎间盘似心形，后缘凹陷，大小与椎体一致。肋骨头平行于椎间盘，并作为显示椎间盘的重要标志。胸椎关节突的关节面近似冠状位，棘突斜向后下。椎体、横突均有关节面与肋骨相关节。

在水平断面上，胸椎椎管呈圆形，横径与前后径大致相等，除第12胸椎椎管外，其余胸椎椎管的平均直径为14~15毫米。硬膜外脂肪主要分布于椎间孔和硬脊膜与椎弓之间。胸段脊髓在水平断面上呈圆形，位于硬膜囊正中，稍偏前。因胸髓节段高于同序数椎体，故脊神经根较长，并斜行向下，在蛛网膜下腔下降2~3个椎体后才通过相应的椎间孔。

### （一）第8胸椎椎弓根层面

该层面可显示第8胸椎完整的椎管。椎体呈心形，椎体横径与前后径相近，椎体内可见"Y"形的椎基静脉影。椎弓根自椎体上部垂直向后伸出，与椎板相连。椎板短而宽，向内后方斜行，于中线处汇合。汇合后向后伸出第8胸椎棘突，其后方有时可见第7胸椎棘突的末端。横突自关节块向后外方伸出，与第8肋骨并行，横突末端的前外侧面有肋凹，与肋骨的肋结节形成肋横突关节。

胸椎椎管近似圆形，胸髓断面呈圆形，位于蛛网膜下腔正中，稍偏前。脊髓两侧可见脊神经的前根和后根。脊髓的前后径平均为7.5~8.5毫米。蛛网膜下腔的前后径平均为12~13毫米。

### （二）第8胸椎椎间孔上部层面

该层面上骨性椎管不完整。椎体后缘轻度凹陷，后外侧为椎间孔，孔内有脂肪、神经根及硬膜外静脉。椎间孔的前外缘为第8肋骨的颈部，后方为第8、第9胸椎的椎间关节。椎间关节的关节面近似冠状面，关节间隙宽径2~4毫米，间隙的前方为第9胸椎的上关节突，后方为第8胸椎的下关节突。两侧椎板在中线处相连，连接处可见第8胸椎棘突伸向后方。椎骨、脊髓和蛛网膜下腔的径线与上一层相同。

### （三）第8至第9胸椎椎间盘层面

胸椎椎间盘较颈、腰椎椎间盘薄，横断面面积比颈椎椎间盘大，椎间盘的侧后方可见第9肋骨的肋骨头。肋骨头后内侧为椎间孔，椎间孔后方为第9胸椎的上关节突。该层面上第9胸椎的上关节突明显比上一层增大。椎板的后方可见第8胸椎棘突的部分断面。脊髓位于蛛网膜下腔中央，稍偏，脊髓、蛛网膜下腔的径线较上一层面略增大。

## 三、腰椎

腰椎椎体是所有椎骨中最大者，横断面呈肾形，上段腰椎关节突关节面呈斜矢状位，与矢状面大致成45度角，向下角度逐渐增大，前外方是下位椎骨的上关节突，后内方是上位椎骨的下关节突。横突以第3腰椎最长，第1、第5腰椎最短。腰椎椎间盘大小、形态与相邻椎体相似，水平断面亦呈肾形，后缘内凹，但第5腰椎至第1骶椎椎间盘后缘平直或稍凸。

各段腰椎椎管形态不一：第1、第2腰椎椎管水平断面多呈圆形或卵圆形，横径大于或等于前后径；第3、第4腰椎椎管水平断面多呈三角形，横径大于前后径；第5腰椎椎管多呈三叶形。CT测量时，腰椎椎管前后径的正常范围为15～25毫米。侧隐窝是椎管最狭窄的部位，也是神经根出相应椎间孔的通道。在硬膜囊的前方和前外侧有丰富的硬膜外脂肪。脊髓位于硬膜囊内，其圆锥末端在第1腰椎椎体平面，腰、骶、尾部脊神经根在硬膜囊中围绕着脊髓圆锥和终丝，称为马尾。在水平断面上可见均匀分布的脊神经根围绕在脊髓圆锥、终丝周围。

现介绍经第1腰椎椎体及第4至第5腰椎椎间盘层面的解剖。

### （一）第1腰椎椎体中部层面

该层面通过第1腰椎椎体的中部及椎弓根。椎管呈完整的环状骨结构。椎体外形较大，前缘圆隆，后缘平滑微凹，椎体内见"Y"形椎基静脉影，椎体侧后方与椎弓根相连，在椎弓根与椎板相连处见横突伸出外方，两椎板汇合处见棘突伸向后方。

椎管及硬膜囊呈圆形，硬膜囊内含脊髓圆锥及断面呈密集点状的马尾神经根。硬膜外腔内含脂肪和椎内静脉丛。

第1腰椎椎体的侧方见腰大肌的起始部，前方有腹主动脉和下腔静脉，腹主动脉位于左侧，下腔静脉位于右侧。腹主动脉的两侧见膈肌脚断面。膈肌脚断面有时呈结节状，勿误认为淋巴结。椎体的背面，棘突与横突之间有横突棘肌和竖脊肌。

### （二）第4腰椎椎间孔上部层面

该层面显示第4腰椎椎间孔的上部。椎管呈不完全的环状结构，椎体呈椭圆形，后缘平滑微凹。椎体后外侧与第4腰椎下关节突之间为椎间孔，内见第4腰椎脊神经的后根神经节，神经节的内侧为硬膜外静脉。第4腰椎下关节突前方有黄韧带附着，后方与椎板相延续。两侧椎板在中线汇合处后方见棘突。

该层面上骨性椎管的前后径和横径均比第1腰椎椎体层面略大。硬膜囊前缘平直，囊内见散在点状的马尾神经根位于终丝周围。硬膜外脂肪在椎间孔处和硬膜囊前、后方最为丰富。椎板的后方有多裂肌和竖脊肌。

### （三）第4至第5腰椎椎间盘层面

椎间盘的形态与相邻椎体一致，后缘微凹。椎间盘侧后方为椎间孔，孔内见硬膜外静脉和脂肪，孔的外侧见第4腰椎神经斜向前外侧行走。椎间孔后方可见第4、第5腰椎椎间关节，关节面呈弧形，从前内方斜向后外方，关节间隙为2～4毫米。关节腔的前方为第5腰椎上关节突，后方为第4腰椎下关节突。下关节突与椎板相延续，椎板前方有条状的黄韧带附着，其厚度正常为3～5毫米。

硬膜囊形态及囊内、外结构与上一层相仿。在硬膜囊的前外侧可见圆形的第5腰椎神经根断面。

## 四、骶骨

骶骨由5块骶椎融合而成，呈略扁平的倒置三角形。在第1骶椎平面，前方为骶骨岬，后方为骶管。骶骨的两侧部为骶骨翼，其外侧关节面与髂骨形成骶髂关节，骶管呈三角形，骶骨的前、后面分别有骶前孔、骶后孔，与骶管相通，骶前孔、骶后孔分别有脊神经前支、脊神经后支通过。骶管前后径约为14.9毫米，横径约为31毫米。骶骨背面中线上为骶正中嵴，是由棘突融合所致；硬膜囊紧靠骶管后壁，内有马尾。骶管两侧为侧隐窝，内有第1骶椎神经根，神经根外包由硬脊膜延伸而成的神经鞘。硬膜外隙前宽后窄，脂肪较丰富。骶骨的背面有骶棘肌，两侧为髂骨翼。髂骨翼的前方有髂腰肌，后方由浅至深可见臀大肌、臀中肌、臀小肌。

第四章

颈椎病

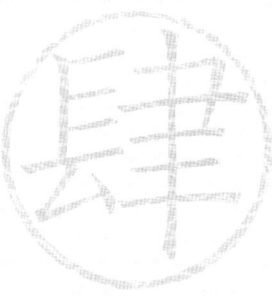

## ⧼ 第一节 ⧽
# 颈椎病的含义

颈椎病是因颈椎椎间盘退行性改变及劳损或感受外邪加重退变，导致颈部软组织和椎体动、静力平衡失调，产生椎间盘突出（或膨出）、韧带钙化、骨质增生，从而刺激或压迫颈部肌肉、神经根、脊髓、血管而出现一系列症状和体征的综合征。多见于40岁以上的中老年人。近年随着人们生活、工作习惯的改变，颈椎病越来越年轻化。

本病属于中医"项强""颈肩痛""痹病""痉病""痿病""痰饮""眩晕"等范畴。

## ⧼ 第二节 ⧽
# 颈部的应用解剖

颈部由颈椎、肌肉，以及在此经过的气管、食管、神经、血管等构成。

## 一、颈椎

颈椎处于脊柱最上端，共有7块颈椎和6个椎间盘，排列成向前弯曲的状态，称为生理前弯。一个典型的颈椎与其他节段的脊椎一样，有相同结构，如椎体、椎弓。椎体及椎弓共同围成椎孔，椎弓根的上、下缘各有一切迹，与邻椎相应的切迹构成椎间孔，双侧各有向外伸的横突，其后侧椎弓的上、下各有一对关节突，与邻椎相应的关节突相关节，两侧椎弓在后方融合并向后突，形成棘突。第1颈椎及第2颈椎的形态结构与其他颈椎不同。第1颈椎上连枕骨，没有椎体，呈环状结构，称寰椎。两侧前弓膨大成侧块，且形成关节髁（无关节突），与枕骨构成寰枕关节；其后弓处仅形成一结节，未形成棘突；横突也稍短小，由横突孔经关节髁侧后方及后弓，至椎孔，形成一沟，称椎动脉沟，椎动脉经此沟入颅。第2颈椎在椎体上端向上形成一突起，称齿状突，此突突入寰椎椎孔内，占据椎孔前部。在齿状突后方，有连接两侧块的横韧带，限制齿状突过分向后移动，齿状突与侧块形成齿侧关节，齿状突与寰椎的前弓有一定间距，在正常情况下，成人不超过2毫米，小孩不超过3毫米。活动时，第2颈椎起枢纽作用，故也称枢椎。寰、枢椎间的关节髁构成寰枢关节，与齿侧关节共同协调活动。枢椎的棘突较长较大，常作为体表骨标志。由于寰、枢椎不论在结构上还是在伤病上均有其特点，故临床常称其为上段颈椎，将第3至第7颈椎称为下段颈椎。下段颈椎的结构较相似，与其他脊椎相比，颈椎的椎体较小而椎孔较大，关节面接近水平方向；椎体的前、后下缘向下突，左、右上缘向上翘，与相应的椎体缘构成钩椎关节。颈椎的横突均有横突孔，椎动脉由横突孔向上穿行，故如有横突孔过小、颈椎位移、旋转扭曲等改变，均易影响椎动脉的通畅性。第7颈椎的横突孔较小，仅有静脉通过。第7颈椎下接胸椎，其棘突长且水平，末端不分叉，形成结节，屈颈时明显隆起，故第7颈椎也称隆椎，可作体表骨标志，第2至第6颈椎的棘突则有分叉。除寰、枢椎之间外，其余各椎之间均由椎间盘及韧带连接。

## 二、椎动脉

椎动脉起于锁骨下动脉第一段，于前斜角肌和颈长肌之间上行，经寰椎侧块关节面的后方转向后内，通过椎动脉沟，穿寰枕后膜和硬脊膜，经枕骨大孔进入颅内，左、右椎动脉汇合成脑基底动脉。若椎动脉有受压或扭曲，导致血流不畅，则可出现脑基底动脉供血不足的症状。

## 三、神经

脊髓在椎管内下行，发出8对颈神经。第1对由寰椎与枕骨之间穿出，第2至第7对由同序号颈椎上方的椎间孔穿出，第8对则由第7颈椎与第1胸椎之间的椎间孔穿出。上4对颈神经组成颈丛，主要支配头颈部；下4对颈神经则组成臂丛，支配肩部、上肢及部分胸背部。

颈部交感神经干成对位于脊柱两侧血管鞘的后方、颈椎横突的前方，一般每侧有3个颈交感节，称颈上节、颈中节、颈下节。颈上节最大，呈梭形，位于第2、第3颈椎横突的前侧方，通过灰交通支及其节后纤维，随上4对颈神经到达其所支配区域。其他分支如颈内动脉神经、颈外动脉神经、心上神经等，则分别支配口、眼、鼻、甲状腺、脑、心、咽等器官的黏膜、腺体、血管等组织。颈中节最小，常阙如，多位于第6颈椎平面，有连接第5和第6颈神经的灰交通支、支配甲状腺和甲状旁腺的甲状腺支、加入心丛的心中神经等分支。颈下节形状不规则，大于颈中节，位于第7颈椎横突基部和第1肋骨之间的前方、椎动脉的后方，有75%～80%的人与第1胸节合并，称为颈胸节或星状神经节。其分支有连于第7、第8颈神经及第1胸神经的灰交通支和加入心丛的心下神经，另有分支围绕锁骨下动脉及其分支组成丛，并随该动脉到达腋动脉第一段（上肢其余各段动脉由邻近神经干的交感纤维支配），还有分支围绕椎动脉组成椎动脉丛，并沿椎动脉上行入颅腔，缠绕椎动脉及基底动脉，直到大脑后动脉，与起自颈内动脉的神经丛结合。

## 四、颈项部肌肉

颈项部的肌肉浅层有颈阔肌，它属于皮肌，与惊讶、恐惧表情有关。胸锁乳突肌内、外二头起自胸骨柄前面和锁骨的内侧段，二头会合后斜向后上方，止于乳突。此肌一侧收缩时使头向同侧屈，脸转向对侧并上仰，两侧同时收缩时成屈颈，但由于它经过寰枕关节横轴之后，故可伸头仰面，用力吸气时可以协助上提胸骨。颈深部肌群有内、外两群，外侧群有前、中、后3对斜角肌，它们位于颈椎两侧，起于颈椎横突，止于第1、第2肋骨，在颈椎固定时可以上提肋骨，协助吸气，在胸廓固定时可以屈颈，一侧收缩则侧屈。在前、中两斜角肌之间有锁骨下动脉及臂丛神经通过。处于颈椎前方的内侧群也称椎前肌，有颈长肌和头长肌，它们均有屈头与屈颈作用。其他如舌骨上肌群、舌骨下肌群在临床上意义较小。颈后部为项，项肌属于背肌的一部分，与颈部关系较密切的浅层背肌有斜方肌、肩胛提肌、菱形肌。斜方肌起于项线、枕外隆凸、项韧带、第7颈椎及全部胸椎之棘突，止于锁骨外侧端、肩峰、肩胛冈。此肌收缩时可使肩胛骨向脊柱靠拢，部分纤维收缩时可提肩胛或旋肩胛，当肩胛骨固定时，两侧斜方肌收缩可使头后仰，一侧收缩使颈向同侧屈，同时转向对侧，受副神经支配。斜方肌病变在临床颇多见，可影响上述功能，瘫痪时出现"塌肩"现象。肩胛提肌位于斜方肌深面，起自上4个颈椎的横突，止于肩胛骨的内侧角。此肌收缩时上提肩胛骨，并使肩胛骨旋转，肩胛骨固定时可使头后仰或仰向对侧。菱形肌位于斜方肌的深面，起自第6、第7颈椎及上4个胸椎的棘突，纤维行向外下，止于肩胛骨的脊柱缘。此肌收缩时拉肩胛骨向上、向内，它与肩胛提肌共同作用，使肩胛骨旋转。深层肌在脊柱两侧，分长肌和短肌，长肌位置较浅，有骶棘肌和夹肌。骶棘肌也称竖脊肌，收缩时使脊柱后伸，并可仰头，一侧收缩使脊柱侧屈，纤维向上分3列，外侧为髂肋肌，中间为最长肌，内侧为棘肌。夹肌起自项韧带和第1至第6胸椎棘突，纤维斜向外上，止于第1至第3颈椎横突及颞骨乳突。此肌一侧收缩可使头转向同侧，两侧共同收缩使头后仰。短肌有横突棘肌和椎枕肌，椎枕肌在头后枕下，有4对：上3对为头后大直肌、头后小直肌及头上斜肌，起自第1至第2颈椎，止于枕骨，收缩时头后仰，一侧收缩时使头向同侧旋转；另外1对为头下斜肌，起自枢椎棘突，止于寰椎横突，此肌一侧收缩时使头向同侧旋转，并向同侧屈。此组肌与头颈部疾病有密切关系。

## 第三节

# 颈椎病的病因病机

　　林创坚教授认为，颈椎病多与风、寒、湿侵袭，慢性劳损，颈部外伤等因素有关。发病机制可归纳为风寒外袭、劳损筋骨、气滞血瘀、气血亏虚、痰瘀互阻、脾虚肾亏、脏腑失调等。

　　1. 风、寒、湿侵袭

　　颈椎病属于痹病范畴，与风、寒、湿邪外袭密切相关。颈项部为脑髓之门户，除手厥阴心包经和带脉外，几乎所有十二经脉和奇经八脉都由此通过，是外联肢体、内系全身脏腑的一个枢纽。风、寒、湿外邪往往侵犯太阳经，导致太阳经输导不利，卫外不固，营卫失和，并可影响督脉，使项背挛急，头颈转动受限。按所累体表部位可分为皮痹、肉痹、脉痹、筋痹及骨痹等，与五脏相合则成肺痹、脾痹、心痹、肝痹、肾痹等。颈椎病的症状不仅见于项背、四肢，也可内涉脏腑，出现脏腑功能失调。

2. 慢性劳损

颈部长期超过正常生理活动范围或局部各种超限活动都会引起气血失和而致损伤。如枕头过高、不良睡眠体位、长期连续低头屈颈工作等因素，使颈部长时间处于疲劳状态，加速颈部软组织劳损和颈椎间盘退变。

3. 咽喉部感染

风寒内袭，气血失和，痰瘀互结，郁而化热；或者兼有风热内袭，痰热内结咽喉，出现咽喉肿痛。临床流行病学研究证实颈椎病患者大多有不同程度的急、慢性咽喉炎的表现。

4. 颈部外伤

急性暴力可导致纤维环破裂，髓核突出，棘间韧带、棘上韧带、项韧带、关节囊等断裂，颈椎失稳。颈部挥鞭伤可出现一过性颈椎脱位，软组织损伤，关节失稳，从而导致急性发病，或者诱发退变椎间盘突出与骨质增生，刺激周围组织出现症状。

5. 老年性退行性病变

随着年龄的增长，颈椎间盘逐渐变性，间隙变窄，椎间韧带相对松弛，造成椎体失稳，发生不同程度的位移，对周围的组织、器官产生牵拉、压迫等刺激，致其功能紊乱而出现各种病态。若失稳、移位等情况长期得不到纠正，椎体缘长期受到牵拉、挤压等刺激，再加上机体对解剖结构改变的代偿作用，椎体缘就容易出现骨质增生。较轻的增生或增生的位置对周围器官影响不大者，可无明显病理表现；若增生过于明显或处于对周围器官影响较大的位置，则可出现不同程度的症状和体征。

上述各种原因，均可造成颈椎失稳、结构改变。如生理弯曲变直、侧弯、成角、移行等。而这些改变，多合并后关节关系紊乱，引发力平衡失调。若这些改变未被及时纠正，机体通过自我调节的能力，可使力的失衡暂时得到相对平衡而"稳定"，但也可出现对这些刺激的应答性反应，即失衡处椎体边缘的增生，常见钩椎关节骨质增生和前、后纵韧带钙化等表现。在这种相对"稳定""平衡"的状态下，颈椎可维持在既有骨质增生的病理特征而又不出现症状的状态，这时不能称之为颈椎病。在此代偿时期，若机体仍不断受到外界致病因素或外伤的刺激，则上述体征可逐渐发展，直至较为严重的程度，对周围组织造成明显影响并出现症状，形成颈椎病。这些症状可呈波浪式或持续性地加剧。不同的病变位置对周围的组织、器官影响程度有异，可出现各种不同的症状和体征。如上段颈椎疾病所引起的颈椎病，其症状多在头部，下段颈椎疾病所引起的颈椎病，症状多见于颈、肩、臂等处，故可据其不同表现，将颈椎病分为若干类型，以利于研究和临床应用。

# ❧ 第四节 ❧
# 颈椎病的分型、检查与鉴别诊断

## 一、分型

颈椎病在临床上可分为颈型、神经根型、脊髓型、椎动脉型、交感型和混合型6种。

1. 颈型颈椎病

颈型颈椎病常见于颈椎退变的早期。症状和体征都局限于颈部，表现为颈肩部疼痛、肌肉僵硬、头颈部活动受限，多在早晨起床时发病，有落枕史。

临床检查：颈项及上背肌紧张，棘突旁及关节囊有压痛点，头部活动受限。

影像学检查：X线片显示颈椎曲度改变或椎间关节不稳。

2. 神经根型颈椎病

神经根型颈椎病是各型颈椎病中发病率最高的一种。患者出现颈部单侧局限性痛或向肩、臂、前臂乃至手指放射，可有麻木感。疼痛呈酸痛、灼痛或电击样痛，颈部后伸、咳嗽、腹压增加时疼痛可加重。

临床检查：颈部活动受限、僵硬，颈椎有放射性压痛，患侧肩胛骨内上也多有压痛点，受压神经分布区感觉减退，腱反射异常，肌力减弱。臂丛神经牵拉试验阳性，椎间孔挤压试验阳性。

影像学检查：颈椎正侧位、斜位或过伸侧位、过屈侧位X线片可显示椎体增生，钩椎关节增生，椎间隙变窄，颈椎生理曲度减小、消失或反角，轻度滑脱，项韧带钙化，椎间孔变小，等等。

3. 脊髓型颈椎病

脊髓型颈椎病症状较严重，下肢症状早于上肢症状。早期双侧或单侧下肢发紧、发麻、疼痛、酸楚、沉重无力，易跌倒。步态笨拙，有踩棉垫或沙滩感。继而单侧或双侧上肢发麻、疼痛，手部肌力减弱、发抖、不灵活，持物易落地，肌肉萎缩，严重者四肢瘫痪。初期常见尿急、排出不畅，便秘，渐而出现尿潴留或尿失禁。

临床检查：感觉减退，最早出现于下肢，逐渐向上，感觉平面不规则，肌张力增高，腱反射亢进，霍夫曼征及巴宾斯基征阳性，腹壁反射、提睾反射减弱或消失。

影像学检查：X线片显示颈椎生理曲度改变，病变椎间隙狭窄，椎体后缘唇样骨赘，椎间孔变小。CT检查可见颈椎间盘突出、颈椎增生、椎管前后径缩小、脊髓受压等改变。MRI检查显示受压节段脊髓有信号改变，脊髓受压呈波浪样压迹，部分病例伴有后纵韧带或黄韧带钙化或骨化。

4. 椎动脉型颈椎病

椎动脉型颈椎病表现为头颈部体位改变引起的眩晕，单侧颈枕部或枕顶部发作性头痛，视力减弱，耳鸣，听力下降，可有猝倒发作。头颈旋转时引起眩晕发作是本病最大的特点。椎动脉血流检测及椎动脉造影可协助诊断，有助于辨别椎动脉是否正常，有无痉挛压迫、迂曲、变细或阻滞。

临床检查：病变节段横突部压痛，颈部活动受限，椎动脉扭转试验阳性。

影像学检查：X线、CT及MRI检查均会发现颈椎钩椎关节增生，椎间孔变小，椎间不稳，椎体变形（如楔形改变），等等。

5. 交感型颈椎病

交感型颈椎病患者常诉颈痛、头痛、头昏、视物模糊、眼目干涩、心悸失眠、胸痛、肢体畏冷、麻木、自汗盗汗、听力下降、便秘或便溏、胃脘不适等症状。

临床检查：颈椎压痛，颈部活动功能受限，心跳或快或慢，血压波动。

影像学检查：X线、CT及MRI检查均可见颈椎有异常，如颈椎失稳、骨质增生、椎间盘突出等。

6. 混合型颈椎病

同时合并两种或两种以上证型者称为混合型颈椎病。临床上经常发现患者早期为颈型，以后发展为神经根型或其他型颈椎病。混合型颈椎病的患者一般病程较长，年龄较大。

## 二、检查手法

林创坚教授非常重视颈部触诊，临证时经常强调在详细询问患者病情的基础上，对患处进行"望、摸、比、对"，再结合影像学特点，"知其体相，识其部位"，做到"手摸心会"，对患者脊柱形态有充分的认知。林创坚教授对椎动脉型颈椎病的检查手法分为以下3步。

1. 颈椎总体触诊法

嘱患者取坐位，颈部放松，双臂自然下垂。医者立于其身后，以两手拇指沿棘突两侧触诊，探索患处的脊柱形态，以点按、弹拨、指揉等手法检查皮肤温度、肌肉紧张度和痉挛状态，判断筋结、条索状结节、压痛点等的范围和深浅，根据患者颈椎的特异性决定施术手法、力度及方向等。林创坚教授强调，颈椎总体触诊法主要是了解颈椎的生理曲度及椎体的序列有无异常，椎动脉型颈椎病患者常可在第1至第2颈椎处触及压痛点及偏歪错动现象。

2. 颈椎棘突触诊法

嘱患者稍低头，医者拇指端触及颈椎棘突，以体表较易触及的第2至第7颈椎作为定位标准，依次定位颈椎的各个节段。医者滑动、触诊第1至第7颈椎，注意观察棘突的凹凸感是否符合生理曲度、棘突是否在人体正中线上，仔细询问患者有无按压痛。

3. 颈椎横突触诊法

医者两拇指分别置于乳突后下方的第1颈椎横突，依次向下滑动，触摸颈椎各个节段的横突，注意观察是否有压痛、偏移、不对称等异常。林创坚教授提出，通过颈椎棘突、横突的触诊，能在思维中形成颈椎的立体模型。如触及横突的偏斜压痛，很可能是两侧横突不对称；如触及横突一端翘起而另一端前倾，常提示有骨错缝存在。

### 三、影像学检查

#### （一）X线检查

X线检查可做正位、侧位、斜位、开口位、过伸位、过屈位及某些特殊位置或特殊角度的投照，或者进行造影检查等，观察颈椎的各种变化。

1. 侧位片

（1）生理弯曲度是否正常，有无变浅、消失、反弓、向后成角、不稳（椎体后缘连线移行）等。

（2）各椎间隙是否等宽，有无变窄、消失或融合。

（3）椎体缘有无增生，增生有无突入椎间孔或横突孔。

（4）前后纵韧带、项韧带有无钙化。

（5）有无骨折（齿状突骨折须与先天不连接鉴别）或各种原因导致的骨质破坏等。

（6）有无变形或先天性畸形，如连椎畸形、齿状突先天不连接、颅底凹陷等。

（7）双边双突表示投照角度的改变使两侧椎弓互不重叠，若出现部分为双边双突，另有部分为单边单突，则表示这两部分颈椎在照片时处于不同角度，有一定的旋转或倾斜的现象。

（8）观察寰齿前间隙有无异常增宽。正常成人为0.2厘米，小孩为0.3厘米，超此为异常，应注意寰椎横韧带断裂造成的前脱位。寰椎横韧带仅为部分断裂时，寰椎不发生前移。若为韧带的上分部分断裂，寰齿前间隙可出现上宽下窄的"V"形改变；若为下分部分断裂，则此间隙可出现"A"形改变。

（9）测后倒角。通过寰椎前弓下缘与枕骨大孔后侧枕骨的外骨板作一连线，测齿突轴线与此线所成之夹角，即为后倒角，正常此角应为70度；沿枢椎前缘作一延长线，此线与齿突轴线应平行，若与轴线相交，应注意齿突骨折之可能。

（10）测枕寰角与枕枢角。在测前倾角与后倒角时，均需用到齿突轴线，以寰椎前弓下缘与枕骨外骨板连线，即以枕寰线为基础，再通过寰椎前弓下缘分别与寰椎后结节上缘及枢椎棘上缘作连线，此二线分别与枕寰线所构成的夹角就是枕寰角和枕枢角，此二角可分别提示二椎与颅骨的关系及二椎之间关系的变化，如枕枢角一般应小于30度，若大于此，就必须仔细检查，排除骨折的可能。

2. 正位片

（1）观察双侧是否对称，颈椎与整个脊柱的关系，颈椎有无向一侧倾斜。

（2）颈椎棘突连线是否居中，有无因旋转而偏向一侧，某些椎的棘突有无偏离颈椎棘突的连线，即单椎旋转现象。

（3）头颅是否对称，有无向一侧旋转或倾斜，若头颅倾向一侧，开口位片中枢椎棘突的偏歪方向常与触诊所得结果相反，此点在临床实践时必须注意。

（4）椎体侧缘增生严重者可呈鸟嘴样、竹节样改变，甚至搭桥。

（5）畸形，如椎体侧向呈楔形改变，可造成先天性斜颈。

3. 斜位片

主要观察两侧的椎间孔有无变形、狭窄，且可从中分析引起狭窄的原因。有的是由于椎体缘增生的骨质突入椎间孔所致，有的是由于椎体旋转错位、关节突移位而造成椎间孔变窄。

4. 开口位片

（1）观察寰椎两边的侧块是否等宽，若有一宽一窄，则提示寰椎有旋转移位。

（2）观察寰椎两侧块的外下角与枢椎外上角的关系，左、右是否对称，或者观察寰椎侧块的内下角与枢椎关节面内缘的关系是否相对应，并观察两侧齿侧间隙是否对称、等宽，综合判断寰、枢椎之间有无左、右侧向移位的现象。

（3）测量齿状突的中轴线是否与寰椎二外下角连线的垂直平分线相重叠。此二线若分离，则应注意是否有枢椎旋转或寰椎侧移的现象；若齿突轴与寰椎的中轴线存在夹角，或者两侧的寰、枢间隙出现一宽一窄，或者齿侧间隙一侧上宽下窄、另一侧上窄下宽，这些均可证实寰、枢椎之间发生了侧向倾斜。

（4）观察枢椎棘突是否居中，若枢椎棘突偏向一侧，注意将其与齿侧间隙的宽窄变化结合起来分析，其变化请参阅颈椎的X线检查部分。

5. 过伸、过屈位及左、右旋转位

在疑有颈椎不稳时，常加照颈椎的过伸位和过屈位X线片与中立位片做比较，观察颈椎失稳、移位等情况。若对某些X线片难以判断有无旋转现象，可加照一定角度的左、右旋转位

X线片，以做比较判断。

### （二）造影检查

在椎管中注入造影剂，检查颈部椎管是否通畅，脊髓有无受压及其受压程度。

### （三）CT及MRI检查

CT可较清楚地显示各节段平面结构之间的关系，也可显示出组织的性质，不足之处是对上、下节段关系的变化显示不清。

MRI能像造影一样显示出脊髓受压的情况，也可反映脊髓本身的病变，如脊髓空洞症、脊髓变性等，同时也可反映出颈椎、椎间盘变化的情况。

### （四）其他检查

可进行血液流变学、脑血流图、多普勒、体表诱发电位等检查，必要时也可进行脑电图、脑脊液、血液生化及血黏度等检查。

## 四、鉴别诊断

1. 颈型颈椎病

颈型颈椎病应与落枕、肩周炎进行鉴别。

（1）落枕。落枕压痛点多位于肌肉（如胸锁乳突肌、斜方肌等），疼痛较明显，在颈背部可触及。颈型颈椎病压痛点多位于棘突、关节囊部。行颈椎牵引时，落枕患者疼痛不减，有的甚至加重。痛点封闭后，落枕患者症状减轻或消失。

（2）肩周炎。肩周炎多见于50岁左右的人群，表现为肩部疼痛，活动受限。肩周炎压痛点多在肱二头肌短头、肱二头肌长头腱鞘部。肩周炎患者颈部无明显压痛，颈椎X线片未见异常。

2. 神经根型颈椎病

神经根型颈椎病应与肩周炎、胸廓出口综合征和腕管综合征进行鉴别。

（1）肩周炎。鉴别要点同上。

（2）胸廓出口综合征。胸廓出口综合征是由于锁骨与第1肋骨间隙狭窄，引起臂丛动脉和锁骨下动脉受压，从而出现第8颈神经、第1胸神经和血管功能障碍等表现。疼痛多呈针刺样或烧灼样，可出现典型的臂丛神经痛，疼痛多从受压点向患侧颈部、腋下、前臂内侧及手部放射。患侧手高举而不耸肩时，锁骨动脉受压，出现手部皮肤变冷、苍白，甚至出现典型的雷诺现象。

（3）腕管综合征。腕管综合征是由于正中神经在腕管内受到压迫，从而出现手指麻木、疼痛和雷诺现象。腕管综合征与掌腕过度背伸活动有关，如洗衣、揉面。突出症状是麻木，一般局限于桡侧3个手指，夜间发作或加剧，影响睡眠。腕管韧带加压试验（手指压迫或叩诊锤叩打腕横韧带近侧缘）阳性，腕关节背屈试验阳性，但颈神经根牵拉试验、压顶试验阴性，颈椎X线片无异常。

3. 脊髓型颈椎病

脊髓型颈椎病应与椎管内肿瘤、脊髓空洞症和进行性脊肌萎缩症进行鉴别。

（1）椎管内肿瘤。椎管内肿瘤包括髓内肿瘤和髓外肿瘤，后者包括硬膜内肿瘤及硬膜外肿瘤；结核瘤、肉芽肿、寄生虫性囊肿亦可发生在椎管内，类似肿瘤。脊髓型颈椎病是髓外性压迫所致，与髓外肿瘤的鉴别很重要。肿瘤一般起病缓慢，但进行性发展；颈椎病往往初期症状可缓解。颈椎X线检查，髓外肿瘤椎板间距离加宽，哑铃型神经纤维瘤可见椎间孔扩大，椎体后缘呈弧形压迫和硬化，如为恶性肿瘤则有骨质破坏。颈椎病则表现为椎间孔缩小，椎体缘骨赘呈唇形。诊断困难者需做CT或MRI检查。

（2）脊髓空洞症。脊髓空洞症的主要特点是在颈、胸神经分布区出现痛觉、温度觉障碍，以及触觉正常的感觉分离现象。由于脊髓型、神经根型颈椎病亦可出现不典型的分离性感觉障碍，故临床上要注意区别。神经根型颈椎病出现的温度觉障碍多为不完全性，即不能辨别差别较小的温度，但可辨别较大的温度改变；典型的脊髓空洞症的温度觉障碍则多为完全性缺失，任何温度差别均难辨别。神经根型颈椎病的痛觉障碍表现在皮肤浅层，深层痛觉受损轻微，针刺皮肤时痛觉明显障碍，用手捏压皮肤深层则痛觉存在或轻微减退；脊髓空洞症则为深浅痛觉平行消失。

（3）进行性脊肌萎缩症。进行性脊肌萎缩症的病理损害以脊髓前角细胞变性为主，首先出现一侧手大小鱼际肌、骨间肌萎缩，并逐步波及对侧手部至肩背部、颈部和躯干等的肌肉，随后下肢肌肉也受损。本病应与颈椎病引起的手部肌肉或上背肌肉萎缩相鉴别。鉴别要点为：进行性脊肌萎缩症受累肌群常有肌束颤动，但无颈部僵硬，颈椎X线检查正常，如有下肢瘫痪，应为弛缓性瘫痪，而颈椎病出现的下肢瘫痪多为痉挛性瘫痪，可有病理反射；颈椎病引起的肌肉萎缩可出现去神经电位和多相电位，进行性脊肌萎缩症则出现高振幅电位及同步电位。

4. 椎动脉型颈椎病

椎动脉型颈椎病应与梅尼埃病、脑动脉硬化和颅内肿瘤进行鉴别。

（1）梅尼埃病。梅尼埃病常常突然发作，有四周景物或自身在摇晃的错觉，易受光线、情绪波动等刺激，从而导致眩晕症状加重。眩晕发作有规律性，伴有水平性眼球震颤，缓解后可毫无症状。神经系统检查无异常发现，前庭功能试验不正常。

（2）脑动脉硬化。脑动脉硬化表现为大脑皮层功能减退症状，如头晕、记忆力减退，与颈椎活动无关。本病多伴有眼底动脉、主动脉、冠状动脉硬化的症状。血压偏高或偏低，特点是舒张压高、收缩压低，脉压减小。血清总胆固醇量增高，总胆固醇与磷脂的比值增高，β脂蛋白和甘油三酯增高。

（3）颅内肿瘤。颅内肿瘤是由于第4脑室或颅后凹肿瘤直接压迫前庭神经及其中枢，导致患者转头时也可突发眩晕。颅内肿瘤常有头痛、呕吐等颅内压增高的表现，血压亦升高。头颅CT可发现肿瘤病灶。

5. 交感型颈椎病

交感型颈椎病应与雷诺病、神经症和冠状动脉供血不足进行鉴别。

（1）雷诺病。雷诺病多发于青年女性，可见阵发性、对称性、间歇性指端发白和紫绀等症状。情绪波动及寒冷可诱发，入夏缓解，周围脉搏正常。

（2）神经症。神经症的症状变化与情绪波动密切相关。患者主诉多而客观检查无明显体征。颈椎X线片显示正常。

（3）冠状动脉供血不足。冠状动脉供血不足表现为心前区疼痛、胸闷、气短等症状。无上肢颈脊神经根刺激的其他症状。心电图有改变，服硝酸甘油类药物可缓解。

# 第五节
# 颈椎病的治疗

## 一、治疗原则

遵循"四诊合参，精准调整"的诊疗原则。

1. 重视触诊，明确定位

林创坚教授强调，颈椎的解剖学特点和推拿手法联系密切。颈椎活动需要颈部的内源性结构与外源性结构支持。颈椎生理曲度变直或反弓，椎体、上下关节突、关节囊、椎间盘、韧带等内源性稳定因素就会发生改变，造成颈椎内源性结构失稳，进而导致外源性结构不平衡，内、外源性结构失衡容易诱发椎动脉型颈椎病。因此，推拿手法操作前必须先进行颈部触诊，了解颈椎的结构特点，明确要整复的节段，做到"心领神会，以心法统技法"，这样才能达到精准治疗的目的。

2. 四诊辨证，精准整脊

林创坚教授认为，明确颈椎形态结构是精准手法治疗的基础，在诊断疾病时中西并举，将颈部触诊法与影像学检查相结合，将中医望闻问切与筋骨肌肉的体格检查相结合，可快速、精准地确定病位。根据患者的性别、年龄、病程、病情严重程度等，予以中医辨证分型，制订个性化手法治疗方案，对推拿手法的力度、角度、操作时间给出明确的规范，可有效避免盲目、随意操作等问题。

3. 治练结合，巩固疗效

林创坚教授发现，运用推拿手法治疗椎动脉型颈椎病可改善患者大部分的不适症状。但本病为慢性病，治疗的难点在于改善患者的颈椎形态、消除致病因素、避免复发，因此功能锻炼与临床治疗同等重要。林创坚教授十分重视推拿治疗与康复锻炼相结合，认为精准导引法可以增强患者颈椎筋骨肌肉的强度，提高其颈椎的稳定性，调整颈椎功能单位力线的平衡，获得持久稳定的疗效。

在详细了解病史的基础上，结合影像学检查和体格检查结果，秉承"巧、准、透、稳"的正骨手法特点，根据患者的病理变化进行推拿整脊。操作上以脊柱解剖学、生物力学和影像学为基础，通过手法矫正脊柱的形态，改变脊柱生物力学结构，缓解颈椎异常形态对神经和血管的干扰，从而达到从根本上消除病因的治疗目的。

## 二、推拿

在手法复位前，医者先对患者进行颈、肩、背部的放松。嘱患者取俯卧位，双臂自然下垂，医者依次用拿揉法、点按法、推法、拨法、拍法在患者颈部、肩背部进行手法操作，着重放松斜方肌、三角肌、肩胛骨上下肌肉群等易有筋结、条索状结节的部位，再依次点揉风池、天柱、大杼、颈百劳、肩井、大椎、天宗等穴位。林创坚教授认为，应对筋结、条索状结节等着重松解，对颈部触诊压痛点重点行弹拨法以疏通经络，此举可以充分放松颈、肩、背部肌肉，是施行手法复位的基础。林创坚教授强调：气滞血瘀证患者常见颈痛或头痛、压痛点固定不移等症状，松解时以按法、揉法为主，医者力度持续均匀，着重点按膈俞、合谷以加强行气活血之功；风寒痹阻证患者常起病突然，症见恶风恶寒、遇寒加重等，松解时以点按法为主，着重点按风池、风府以加强祛邪之功，医者力度大、渗透力强方可起到祛风散寒之功；肝肾亏虚证患者常见腰膝酸软、眼花耳聋等症状，该类患者多为老年人，骨质疏松且脊柱稳定性差，放松时应以揉法为主，医者力度柔和，着重点按肝俞、肾俞以加强补益之功，旨在调补肝肾，应注意避免用力按压棘突而造成骨折。

推拿与手法复位同是手法治疗的组成部分，常互相穿插进行。医者对每个患者都先给以放松按摩，然后再做手法复位较易成功。

## 三、手法复位

1. 坐位提拉旋转法

操作方法见第一章。本法是颈部手法复位的基础，适用于颈椎生理曲度及侧偏调整。

2. 仰卧位旋转复位法

操作方法见第一章。本法使患者舒适度高，颈部更为放松，适用于颈椎高段、低段的精确调整。

3. 牵引下正骨法

操作方法见第一章。本法适用于颈椎微调。

## 四、牵引

1. 拔伸牵引手法

患者取仰卧位，助手固定患者的双肩，医者双手握住其头部，用力向头部方向持续进行颈椎纵向牵引，同时可做小范围的屈伸颈椎动作（牵引角度同颈椎牵引）。

2. 颈椎牵引治疗

患者取舒适坐位，配颌枕带牵引，负重3~8千克，牵引治疗持续20~30分钟。

3. 注意事项

牵引要对症、适度。临床上，有两种颈椎病适合牵引。一种是慢性颈部疼痛，这类患者通过牵引松弛紧张的肌肉，疼痛能得到缓解；另一种是神经根型颈椎病，患者出现手指发麻等症状时可以适当做牵引，切忌强度过大、时间过长。需要注意的是，脊髓型颈椎病、有眩晕的颈椎病、不稳定型颈椎病禁做牵引，牵引有可能将已经不稳定的颈椎椎间盘内核由破口挤出，进一步压迫神经，引起瘫痪等不良后果。

## 五、理疗

1. 热疗

热疗可促进血液循环，加强局部营养，有利于消肿、镇痛、解痉及病损组织的修复。常用热疗方式有外加热方式的红外线、远红外线、辐射热、蜡疗、热敷等，以及内生热方式的短波、超短波等高频电疗。高频电疗可促进骨质生长，故对骨折愈合不良者有促进骨痂生长之效，但对骨质增生明显者应有节制地使用。

2. 中频电疗法

中频电疗具有明显的镇痛、改善局部血液循环和锻炼骨骼肌等作用。颈椎病常用的有音频电疗法、干扰电疗法、调制中频电疗法及近年发展的真空干扰电疗法、电脑中频疗法等。

3. 低频电疗法

低频电疗对神经、肌肉有一定的刺激作用，低频电疗种类较多，颈椎病常用的有电兴奋疗法、间动电疗法等。

4. 其他疗法

如拔火罐、推罐、刮痧等。

## 六、针灸

在颈椎复位后，针灸通过循经取穴，可疏通经络、调和气血、平衡阴阳，有助于消除颈部症状。此方面已有不少专著可供参考，这里不再做具体介绍。

## 七、中药

中药可分为内服及外用两种类型。

（1）内服药物必须根据个人病情的差异进行组方，主要是选用具有通经活络、行气活血、解痉镇痛、祛瘀生新等功效的药，加上引经药组成，对解除麻、胀、痛等症状有较好的作用。组方必须根据患者当时的情况灵活选用。

（2）外用药物以中药热敷为主，林创坚教授独创外敷方的组成：

| | | | |
|---|---|---|---|
| 伸筋草15克 | 千年健15克 | 透骨草15克 | 路路通10克 |
| 木瓜10克 | 红花10克 | 乳香10克 | 没药10克 |
| 苏木15克 | 桑枝30克 | 豨莶草30克 | 川乌10克 |
| 威灵仙15克 | 羌活10克 | 独活10克 | 海桐皮10克 |

用法：将上药用纱布或笼屉布包好，冷水入锅（不要用铁锅，砂锅、铝锅、不锈钢锅均可），点火，自水沸腾起计时，3分钟后将药袋捞起，稍等片刻（待水点滴而下，不成流即可）。用2条干毛巾包裹药袋，放于疼痛处，外加毛毯保温，25分钟后即可取下。每天2次，1剂药可用4次。

## 八、手术

对颈椎骨折及某些非保守疗法可治者，必要时，可考虑手术治疗。颈椎有多种不同术式，也有前、后、侧等不同入路，归纳起来其目的是：稳定、去除赘生物、减压、松解粘连等。手术既有成功者，也有不理想者。林创坚教授接触术后症状不能解除的患者多例，他们多为手术时未纠正其颈椎生理弯曲的畸形，特别是向后成角畸形者没有得到纠正，仍可向后压迫脊髓，导致手术失败，有的患者在行减压术时不够彻底，又造成新的压迫。林创坚教授曾接诊过数例颈椎病患者经二次手术仍无法解除症状，且渐加重，他们有以下共同特点：做颈椎椎板切除术减压时范围较小，手术时只在颈曲原状态下做颈椎融合术，两次手术都未对颈椎向后成角畸形进行纠正。有的患者经林创坚教授建议，进行扩大减压范围术后，症状得到缓解。故进行颈椎手术时，应特别注意纠正颈椎生理弯曲的向后成角畸形及减压范围不能过窄。

## 九、精准导引法预防颈椎病

临床上有患者反映，颈椎病治疗后症状会好转，但易反复发作。林创坚教授认为：从西医角度看，这与颈胸段脊柱稳定性不足有关；从中医角度看，这与脾肾虚弱有关，脾主肉，肾主骨，脾肾虚弱则易引起肌肉无力和骨骼不稳。因此，在辨证的基础上指导患者调补脾肾，并进行科学的颈部功能锻炼，增强其肩背部肌肉、韧带的强度、稳定性是治疗中非常重要的环节。经过长期的临床实践，林创坚教授总结出一套"精准导引法"，包括左顾右盼、头项相迎、昂首挺胸等步骤，他根据患者的症状和脊柱形态指导其进行针对性的功能锻炼，每天锻炼2次，早晚各1次。该导引法可以有效舒缓患者颈部疲劳，缓解软组织粘连、痉挛状态，纠正小关节错位，从而改善颈椎对椎动脉、神经等软组织的压迫状态，达到治病保健的目的。随访发现，大多数患者进行精准导引法治疗后，其颈椎病发作频率明显降低。

## ❦ 第六节 ❧
## 病案

### 一、病案一

患者陈某，女，49岁，公司职员。

【主诉】颈痛伴头晕、头痛4个月余。

【查体】脊柱颈段外形稍变直，活动度前15度、后10度、左右各5度，双侧肌肉紧张、压痛，第3至第6颈椎棘突压痛，转颈试验阳性，双侧臂丛神经牵拉试验阴性，双侧霍夫曼征阴性，Dix-Hallpike试验阴性。

【辅助检查】X线检查示：颈椎病，以第3至第6颈椎椎间隙、椎间孔变窄为主；齿状突左偏。

经颅多普勒超声（TCD）检查示：左侧大脑中动脉痉挛，基底动脉、双侧椎动脉痉挛。

【诊断】椎动脉型颈椎病。

【辨证】风痰阻络。

【治则治法】祛风化痰，行气止痛。

【治疗】坐位提拉旋转法配合精准导引法治疗，隔天治疗1次，治疗10次后症状消失。

## 二、病案二

患者何某，男，48岁，工人。

【主诉】颈痛伴右手麻木、乏力半个月。

【查体】脊柱颈段外形无明显变直、反弓，活动度前20度、后10度、左右各10度，双侧肌肉紧张、压痛，压痛以第5颈椎棘突右侧旁较为明显，该处软组织胀厚，棘突偏歪不明显。压顶试验：左侧阴性，右侧阳性。双侧臂丛神经牵拉试验：左侧阴性，右侧阳性。双侧霍夫曼征阴性，Dix-Hallpike试验阴性。

【辅助检查】X线检查示：生理弯曲变直，第5、第6颈椎椎间隙轻度变窄。其余无特殊改变。

【诊断】神经根型颈椎病。

【辨证】风寒痹阻。

【治则治法】祛风散寒，行气活血。

【治疗】拔伸牵引手法配合坐位提拉旋转法，每天治疗1次，治疗10次后症状消失。

# 第五章

# 胸部、肩部疾病

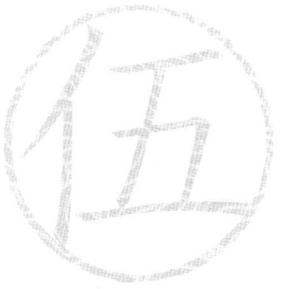

## 第一节
# 胸椎小关节紊乱症

## 一、对疾病的认识

胸椎小关节紊乱症是胸椎小关节在外力作用下发生解剖位置的改变，表现为关节囊滑膜嵌顿而形成的不全脱位，且不能自行复位而导致的疼痛和功能受限等症状的一种病症。临床又称为胸椎错缝、胸椎小关节错缝、胸椎小关节脱位、胸椎小关节滑膜嵌顿、胸椎小关节功能紊乱等。

本病为临床常见病证，多见于女性或体力工作者，好发于第3至第6胸椎之间，是引起胸背痛的常见原因（84.52%），或伴有不同程度的急慢性肋间神经痛（25.81%）和胸腹腔脏器功能紊乱（9.68%）等症状，易被误诊为心血管系统、呼吸系统及消化系统的神经症等。

本病属于脊柱后关节紊乱症之一，运用推拿疗法治疗本病有显著疗效。

## 二、局部解剖

胸椎小关节由肋头关节、肋横突关节、胸椎后关节3组关节构成，属联动、微动关节。该关节参与胸廓的构成，具有自身特点。

1. 肋头关节

肋头关节由肋头关节面与胸椎椎体的肋凹及椎间盘构成。其中第1、第11、第12肋头仅与相应胸椎的1个肋凹相关节，其余各肋头均上移，与相应胸椎的上肋凹、上一位胸椎的下肋凹及两者间的椎间盘相关节。

肋头关节的前面，有肋头辐状韧带加强，韧带自肋头前面呈扇形放散于相邻的两个胸椎体及椎间盘。在多数肋关节腔内、肋头与椎间盘之间，尚有短纤维构成的肋头关节内韧带连接。第1、第11、第12肋头关节囊较松弛。

2. 肋横突关节

肋横突关节由肋结节关节面与相应胸椎的横突肋凹构成。第11、第12肋骨无肋结节，故无此关节。关节囊薄而松弛，在关节的内侧、外侧、上方有下述韧带加强：在关节内侧，有关节囊与肋横突韧带附着，此韧带长于肋颈与横突之间；在关节外侧，有强韧的肋横突外侧韧带连接横突尖与肋结节；在关节上方，有肋横突上韧带，此韧带起自肋颈的前面和后面，向上止于上一位横突及其根部，最内缘与胸椎体之间围成一孔，内有肋间后动脉和胸神经的背侧支通过，此韧带分布于脊柱两侧。

肋头关节与肋横突关节为联合运动关节，形式为肋颈以贯穿肋结节和肋头中心的运动轴旋转，出现肋的升降运动。

3. 胸椎后关节

胸椎后关节的上关节突关节面主要向后，略向上、向外；下关节突关节面主要向前，略向下、向内。所以胸椎后关节的关节面与水平面几乎垂直，呈冠状位排列，更有强大的韧带及肋椎关节在旁，稳定性较强，不易发生脱位。整个胸椎的运动前屈50度，后伸55度，侧屈100度，旋转40度，因此胸椎后关节以侧屈为主。

此关节关节面细小，关节囊薄，所以易形成半脱位。肋横突关节从第1至第10肋骨由每肋结节关节与横突肋凹构成，关节结构亦不稳定。在外伤、劳损、胸椎椎间盘及胸椎韧带退行性变等情况下，可使胸椎小关节正常位置改变，胸椎内外平衡失调，进而导致胸椎小关节后仰或仰旋移位而紊乱。胸椎小关节紊乱导致神经、血管等周围软组织的功能受到伤害，从而出现相应的症状和体征，称胸椎小关节紊乱症。胸椎小关节紊乱症的常见症状是脊背疼痛。但由于胸椎小关节错位程度和对周围神经、血管影响的不同，临床除表现为常见的脊背疼痛外，还可表现为不同程度的急、慢性肋间神经痛和胸腹腔脏器功能紊乱等症状，而这些症状又常被误诊为心血管系统、呼吸系统、消化系统的神经症和更年期综合征等。

## 三、病因病机

人体接受着脊柱发生的一系列病理变化，形成了脊柱相关疾病的解剖学、生理病理学基础。例如：椎间盘退变，体积减小，间隙逐渐变窄；脊椎周围的软组织逐渐地、相对地改变为松弛和韧性下降的状态；由于脊椎周围软组织松弛，椎体与椎体之间、上下小关节之间发生失稳（不稳定）；当处于某种体位，或者受到轻微外力甚至外伤时，就会发生关节错缝、软骨损伤、髓核碎裂、纤维环和韧带损伤或撕裂、小关节损伤等病理变化；椎体之间的失稳导致小到错缝（X线片不能显示），大到椎体移位甚至滑脱（X线片可见）的情况，可以滑移向任何一个方位，以致脊椎后关节也发生了错缝；椎体的移位滑脱，足以损伤椎间盘的软骨板及纤维环，从而出现软骨增生、钙化、骨赘形成；纤维环损伤而髓核突出；脊椎小关节的错缝足以形成椎间孔的上、下径和前、后径的缩小，以及关节炎和韧带的损伤。

在X线及CT影像学检查中，关节间隙在正常宽度的基础上如果存在1毫米左右的差异，称为错缝；存在3毫米左右的差异，称为半脱位；存在5毫米左右的差异，则称为全脱位。所以中医称小的错位为错，大的错位为落，这就是错与落的区别。

胸椎小关节发生紊乱的常见原因包括以下两点。

1. 急性外伤

有明显的外伤史，多因持物扭转或撞击，使胸椎后关节发生错位，导致关节滑膜、韧带、神经、血管等受到嵌顿挤压、牵拉等刺激，从而发生紊乱，并反射性地引起肌肉痉挛。

2. 慢性劳损

由于胸椎椎间盘退变变薄，椎间隙变窄，胸椎关节囊、韧带松弛，导致胸椎后关节发生错位。长期在不协调的姿势下工作、学习，使背部软组织经常处于过度收缩、牵拉、扭转的状态，从而发生慢性劳损。由于这些软组织的紧张、痉挛等外平衡的不协调，促使内平衡亦不协调，导致胸椎后关节发生错位。外伤后未经及时治疗，风、寒、湿邪侵入背部的经络、肌肉，致肌肉痉挛，气滞血瘀，日久胸椎的内、外平衡失调，后关节发生错位。

由于局部遭受外力因素或长期伏案工作，或者随年龄增长而发生退行性改变，导致关节周围的韧带松弛，出现关节不稳定的表现，使此类微动关节发生解剖位置的改变，关节交锁在不正常或扭转的位置上而引起一系列病变。通常是肋骨结节后移与其相应胸椎横突的肋凹错开，肋小头亦可后移；或者关节突关节的上（下）关节面侧方移动而错开，关节间隙改变，关节内压力亦出现相应变化；或者有滑膜被嵌顿，周围结构力学平衡改变，出现相应的刺激症状、体征及功能变化。

## 四、临床表现

在人体正常的生理呼吸运动中，胸椎小关节（后关节）的活动范围很小，但挤压或用力不当的扭挫伤，甚至咳嗽、打喷嚏等也可引起关节错位。

典型患者在发病时，往往可闻及胸椎小关节在突然错位时的"咯吱"声响，轻者发生关节劳损，表现为错位节段局部明显疼痛和不适，重者可引起韧带撕裂、后关节错位，表现为"岔气"，牵掣颈肩作痛，且有季肋部疼痛不适、胸闷、胸部压迫堵塞感，入夜翻身困难，以及相应脊神经支配区域组织的感觉和运动功能障碍。

急性胸椎小关节紊乱，患者呈痛苦面容，头颈仰俯、转侧困难，常保持固定体位（多为前倾位），不能随意转动；受损胸椎节段棘突有压痛、叩击痛和椎旁压痛，深吸气时疼痛更甚，棘突偏离脊柱中轴线，后凸隆起或凹陷等。受损胸椎节段椎旁软组织可见有触痛，触及痛性结节或条索状物。

## 五、诊断

（1）有外伤史或长期不良姿势病史（骤然上举、转侧，长期伏案、扭身等）。

（2）临床症状及体征：详见临床表现部分。

（3）触诊：错位节段胸椎棘突有明显压痛、叩击痛或偏歪（超过1毫米）。棘突旁（约1.5厘米）软组织可有不同范围和程度的紧张，甚至痉挛，触之常可感觉有条索状物，压之疼痛。

（4）X线、CT影像学检查：由于胸椎小关节紊乱症属于小关节解剖位置上的细微变化，其X线片常不易显示。

（5）X线、CT影像学检查可排除胸椎结核、肿瘤、骨折、类风湿等疾病。

## 六、分型

根据发病情况，胸椎小关节紊乱症可分为单纯型和复合型：单纯型以脊背疼痛为主证，复合型常兼有肋间神经痛和胸、腹腔脏器的相关症状。

根据病变节段，胸椎小关节紊乱症可分为上胸椎（第1至第5胸椎）型、中胸椎（第6至第9胸椎）型和下胸椎（第10至第12胸椎）型。

本病上段胸椎损伤主要表现为头、颈、胸腔脏器和上肢的感觉异常及功能紊乱，而中、下段胸椎损伤主要表现为腹腔实质性器官和结肠脾曲以前的消化道功能紊乱症状。

## 七、治疗

（1）目的：纠正胸椎小关节错位，治疗软组织病损。

（2）治则：舒筋通络，理筋整复。

（3）部位及取穴：病变部位及周围软组织。

（4）手法：一指禅推法、弹拨法、掌按法和推擦法等。

（5）体位：患者取卧位或坐位，医者取站位。

## 八、林创坚教授手法治疗胸椎小关节紊乱症的经验

1. 放松手法

在胸椎棘突两旁，以错位病变节段为中心，以一指禅推法、弹拨法对椎旁软组织松解10分钟左右。

2. 整复手法

（1）坐位抱胸法：操作方法见第一章。本手法可解决复合式胸椎关节错位。

（2）俯卧位分推法：操作方法见第一章。本法可解决胸椎旋转性错位。

（3）俯卧位旋转牵拉复位法：操作方法见第一章。本法可解决胸椎旋转性错位。

（4）坐位膝顶法：操作方法见第一章。本法可用于中、上段胸椎。

3. 结束手法

手法调整成功后，可酌情配合推擦法，用冬青膏或红花油等外敷，以透热为度。

## 九、预后

本病就诊多属于急性发作，一般1～3次治疗即可。预后良好。

## 十、注意事项

（1）临床上胸椎小关节紊乱症的复位方法有多种，可以根据实际情况选用，但是用力要适度，不能造成胸廓的损伤；对于老人、孕妇及体弱者要慎重应用。

（2）平常注意动作协调和保暖，避免长期伏案而过于劳累。经常做扩胸锻炼，对于本病的预防有益。

（3）其他辅助疗法如微波治疗、超短波治疗等对本病有一定疗效。

# 第二节
# 胸廓出口综合征

## 一、对疾病的认识

胸廓出口综合征是臂丛神经和锁骨下动、静脉在胸廓出口部和胸小肌喙突附着部受压所引起的综合征，常见症状为手臂冰凉、容易疲劳、手臂有钝性疼痛、做上肢超过头部的活动时困难等。

## 二、局部解剖与病因病机

前斜角肌起自第3至第6颈椎横突的前结节，肌纤维向前外下走行，止于第1肋骨前端上缘的锁骨下动脉沟前方的前斜角肌结节。中斜角肌多数起自所有颈椎横突后结节，少数起自第2至第7或第3至第7颈椎横突后结节，向外下止于第1肋骨上缘的锁骨下动脉沟的后方或外后方。前、中斜角肌与第1肋骨构成的一个三角形间隙，称之为斜角肌间隙。支配上肢的血管和神经有臂丛神经及锁骨下动脉、锁骨下静脉。锁骨下动脉自主动脉弓发出后，呈弓形跨越第1肋骨，穿过斜角肌间隙，进入肋锁间隙。锁骨下静脉并不通过斜角肌间隙，而是自斜角肌的前方越过，注入颈静脉。臂丛神经由第5颈椎至第1胸椎神经根前支组成，各神经根出椎间孔后向外下走行，于锁骨下动脉的后上方穿过斜角肌间隙。第5、第6颈椎神经根组成臂丛神经的上干，第7颈椎神经根单独组成中干，第8颈椎、第1胸椎神经根组成臂丛神经的下干，其中下干直接跨越第1肋骨，各干分为前、后两股共同走行于肋锁间隙内，向外下通过此间隙后，进入胸小肌后面的胸小肌后间隙，再进入腋部。在神经及血管束的周围，有纤维结缔组织形成的神经血管鞘。臂丛神经的上述行程中，在以下部位最易受压：斜角肌间隙、肋锁间隙、胸小肌后间隙。

上述解剖部位的任何先天或后天因素所造成的异常，均可直接或间接地压迫锁骨下血管及臂丛神经，产生相应的临床症状。

先天性的解剖结构异常包括骨性异常及软组织异常。常见的骨性异常有颈肋、第7颈椎横突过长和第1肋骨的上移使肋锁间隙狭窄。常见的软组织异常有：前、中斜角肌的肥厚；斜角肌先天性束带，多在前斜角肌与第1肋骨之间形成束带，压迫血管和神经；斜角肌挛缩，斜角肌间隙变小；胸小肌的止点异常以及其他部位先天性的异常纤维束带压迫；等等。后天性的因素包括在上述解剖部位的肌肉组织增生及萎缩而导致肌肉力量失衡，解剖位置改变，牵拉及压迫神经血管束。长颈及肩胛带下垂的人群易发生胸廓出口综合征。此外，创伤在胸廓出口综合征的发生中亦有一定的作用。锁骨及肋骨骨折不仅可直接损伤锁骨下血管及臂丛神经，而且可因骨折畸形愈合、异常的骨痂生长、局部瘢痕组织增生，以及肌肉组织损伤后出血、水肿、纤维化，而压迫神经血管束；另外，血管损伤产生的假性动脉瘤或胸廓出口处发生的肿瘤也可直接压迫臂丛神经。在上述病因中，以斜角肌病变最为常见，颈肋次之，肋锁间隙及胸小肌间隙狭窄少见。

### 三、临床表现

（1）臂丛神经受压：跨越第1肋骨的臂丛神经下干最易受压，上干受压较少，主要表现是臂丛神经下干受压的症状。患者主要表现为患侧肩部及上肢疼痛、无力，发病早期疼痛为间歇性，可向前臂及手部尺侧放射，肩外展及内旋时疼痛加剧。严重者可出现前臂及手部尺侧的感觉异常，甚至出现肌肉瘫痪，肌肉瘫痪及萎缩以小鱼际肌为甚，表现为爪形手畸形，有时也存在大鱼际肌及前臂肌肉肌力减退。锁骨上区有压痛并向前臂放射。多数病例前斜角肌紧张试验阳性，检查方法是患者取坐位，头转向健侧，颈部过伸，同时将健侧手臂向下牵拉，患肢麻木疼痛加重并向远端放射为阳性。

（2）血管受压：一般患者不出现严重的血运障碍，当病变刺激血管时，可出现上肢手套状感觉异常，患肢上举时感到发冷，颜色苍白，桡动脉搏动减弱；锁骨下静脉严重受压时，则出现患肢远端水肿、发绀。血管严重受压时可出现锁骨下血管血栓形成，肢体远端血运障碍。有关试验常为阳性。①斜角肌压迫试验，患者取端坐位，双手置于膝上，将头转向患侧，下颌抬起，使颈伸直，嘱患者深吸气后屏气，桡动脉搏动减弱或消失者为阳性。②过度外展试验，患者取坐位，医者一手触摸患者桡动脉，同时将上臂被动地过度外展，桡动脉搏动减弱或消失、腋下出现杂音者为阳性。③上臂缺血试验，将患者的双侧上肢外展90度并外旋，嘱患者做双手连续快速的伸、屈指动作，出现疼痛加重、无力、患肢自动下落者为阳性。

## 四、诊断

本病可发生于15~60岁的人群，20~40岁的女性发病率最高，这可能与女性颈肋疾病的发生率较男性高1倍，并且女性的肌力弱，肩胛带下垂较男性多有关。肩胛带下垂可造成臂丛神经紧张，肋锁间隙狭窄，导致斜角肌痉挛，压迫神经血管束。胸廓出口综合征主要是臂丛神经及锁骨下动脉受压而表现出来的相应临床症状。诊断标准为患者出现临床常见症状中的上肢麻木无力、酸痛不适等，并至少兼有以下临床诊断标准中的1项：①臂丛神经激惹征，即患肢运动、感觉障碍等。②血管受压表现，即患肢有锁骨下动脉、锁骨下静脉受压表现。③胸廓出口综合征特殊试验阳性。④X线片显示颈肋或第7颈椎椎体横突过长。⑤影像学检查排除颈椎疾病（颈椎椎间盘突出、颈段肿瘤等疾病）。⑥肌电图检查显示尺神经在锁骨段传导速度减慢。

## 五、检查

（1）电生理检查：如果运用得当，电生理检查可判断神经损伤的水平，而且有助于鉴别肌源性或神经源性病变。本病肌电图检查异常常局限于手内部肌，可出现纤颤电位、运动单位电位（MUP）下降等慢性神经源性病变的表现。

（2）影像学检查：X线检查是协助诊断本病的一项重要检查方法，颈椎正位片可发现有无颈肋及第7颈椎横突过长，胸片及锁骨的切线位片可发现有无锁骨及肋骨的畸形。MRI检查有助于发现锁骨上区是否存在肿瘤及有无纤维束带压迫血管和神经，但也有人对此持不同意见，他们认为MRI检查并不能发现压迫臂丛神经的纤维束带。

## 六、治疗

（1）非手术治疗：如患者自觉症状轻微、无神经损伤的表现，可采用非手术治疗的方法进行治疗，包括推拿手法、悬吊上肢、适当休息、局部理疗、前斜角肌局部封闭、口服止痛药及非甾体抗炎药、减轻体重、加强肩部功能锻炼等。如治疗无效，则应采用手术方法加以治疗。

（2）手术治疗：如非手术治疗无效，或者患者症状严重，存在感觉减退、肌肉萎缩瘫痪等神经损伤的表现，应尽早手术，以解除臂丛神经及锁骨下动脉、锁骨下静脉的压迫。本病的手术方式及手术入路较多，目前临床上常采用的手术方式有锁骨上斜角肌切除和经腋第1肋骨切除。

通过此手术可达到以下目的：①切除颈部压迫臂丛神经及锁骨下血管的各种肌肉组织，如前斜角肌、中斜角肌及肩胛舌骨肌等。②切除产生压迫的骨性组织，如第1肋骨、颈肋等。③切除产生血管和神经压迫的各种肌纤维束带、韧带，同时还可进行肩胛上臂丛神经的松解。

## 七、林创坚教授手法治疗胸廓出口综合征的经验

患者取坐位，颈部放松，微前屈，医者站于患者身后。①放松肩背部肌肉：拿揉患者肩部5分钟，拇指轻拨患者肩胛骨内侧竖脊肌3~4次，点按并以拇指轻揉肩背部的肩井、天宗、肺俞、肩贞等穴，从上向下以掌指关节滚法轻滚肩胛骨内侧3分钟，全面放松患者的斜方肌、冈上肌、冈下肌等上背部肌肉。②放松颈项部肌肉：一指禅推法推患者的斜角肌、胸锁乳突肌、颈部横突处约10分钟，推天鼎、天突、缺盆及颈部夹脊等穴（操作过程中需注意避免压迫双侧椎动脉），胸锁乳突肌后缘、天鼎穴以下可找到阳性反应点，点按时患肢有放射痛、麻木无力感等，点按阳性反应点约2分钟。拿揉颈项部肌肉，弹拨颈椎棘突两旁肌肉2~3次，放松颈项部肌肉，改善其"失衡"状态，一指禅推或弹拨时应仔细询问患者情况，并注意观察患者表情，以防手法过重。③按揉阳性反应点：配合颈部活动，以拇指从胸骨端开始，从内向外按揉锁骨上窝，重点按揉胸锁乳突肌、斜角肌的锁骨附着处的结节、条索。点按锁骨上窝的斜角肌附着处压痛点1分钟，以患肢有放射痛或抽痛感为度。④放松患肢肌肉：拿揉患者患肢3分钟，从三角肌开始放松至患肢手指，予手指行捻法和勒法3~6次，点揉患肢合谷、外关、手三里、曲池、手五里、肩髃、肩前等穴，予患肢行抖法约1分钟。搓患肢2~3次，充分放松患肢肌肉，促进患肢气血的

运行。⑤结束手法：双掌小鱼际侧击肩部1分钟，以有酸胀感为度；空掌拍打上背部3~5次，先轻后重，从下向上，由里及外。

治疗期间嘱患者避风寒，避免用患肢提重物，并多做抬头望远、耸肩、上肢上举等动作。

## 八、病案

患者许某，女，18岁，学生。

【主诉】肩背部疼痛1个月余，加重伴左上肢麻木无力1天。

【查体】肋锁挤压试验、锁骨上叩击试验、斜角肌压迫试验皆为阳性。

【诊断】胸廓出口综合征。

【辨证】寒湿痹阻。

【治则治法】行气利湿，祛寒通络。

【治疗】予推拿手法治疗1次后肩背部疼痛、左上肢沉重感稍有缓解。治疗2次以后上肢无力感减轻。治疗2个疗程后肩背部疼痛消失，上肢麻木无力感消失，治疗期间上肢放射痛未发作。嘱平素注意纠正不良姿势，避免伏案时间过长，多上举上肢，多耸肩、抬头，增加上肢及肩背部的主动运动。

## 第三节
# 肩周炎

## 一、对疾病的认识

肩关节周围炎是肩关节囊及其周围韧带、肌腱和滑膜囊的慢性非特异性炎症，以肩痛、肩关节活动障碍为主要特征，简称肩周炎。其病名较多：因睡眠时肩部受凉引起的称"漏肩风"或"露肩风"；因肩部活动明显受限，形同"冻结"的称"冻结肩"；因该病多发于50岁左右，故又称"五十肩"；此外，还称为"肩凝风""肩凝症"。其病变特点是广泛，即疼痛广泛、功能受限广泛、压痛广泛。

## 二、局部解剖

肩周炎的病变主要发生在盂肱关节周围，包括以下三个方面。

（1）肌和肌腱：可分两层。外层为三角肌，内层为冈上肌、冈下肌、肩胛下肌和小圆肌四个短肌及其联合肌腱。联合肌腱和关节囊紧密相连，附着于肱骨上端，如袖套状，称为肩袖或旋转肩袖。肩袖是肩关节活动时受力最大的结构之一，易于损伤。肱二头肌长头腱起于关节盂上方，走行于肱骨结节间沟的骨纤维隧道，此段是炎症好发之处。肱二头肌短头腱起于喙突，经盂肱关节内前方到上臂，受炎症影响后肌肉痉挛，影响肩外展和后伸。

（2）滑囊：有三角肌下滑囊、肩峰下滑囊及喙突下滑囊。其炎症可与相邻的三角肌、冈上肌腱、肱二头肌短头腱相互影响。

（3）关节囊：由于盂肱关节囊大多松弛，肩关节活动范围很大，故易受伤。上述结构的慢性损伤主要表现为增生、粗糙及关节内外粘连，从而产生疼痛和功能受限。后期粘连变得非常紧密，甚至与骨膜粘连，此时疼痛消失，但功能障碍却难以消失。

## 三、病因病机

引起肩周炎的病因可能有以下几种。

1. 肩部原因

（1）基本因素：本病大多发生在40岁以上的中老年人，患者软组织退行病变，对各种外力的承受能力减弱。

（2）诱发因素：长期过度活动、姿势不良等所产生的慢性致伤力。

（3）上肢外伤后肩部固定过久，肩周组织继发萎缩、粘连。

（4）肩部急性挫伤、牵拉伤后治疗不当等。

2. 肩外因素

心、肺、胆道疾病或颈椎病引起肩部牵涉痛，因原发病长期不愈，使肩部肌持续性痉挛、缺血而形成炎性病灶，转变为真正的肩周炎。

## 四、病理分期

本病病程较长，根据病理过程，可分为急性期、粘连期（冻结期）和缓解期三个阶段。

（1）急性期：又称早期，病期4～10周。初起为肩部酸痛，压痛范围广泛，多突然发生（姿势不当、受冷等均可引起），夜间加重，肩臂活动因疼痛而受限，局部喜温怕冷，疼痛可向背部扩散，关节自主活动受限，梳头、穿衣伸袖均感困难，偶尔因碰撞或活动而剧痛难忍，伴有肌肉痉挛和肩关节活动受限。但主要是局部急骤而剧烈的疼痛反向性地引起肌肉痉挛，但肩关节被动活动尚可。

（2）粘连期（冻结期）：病期4～12个月。急性疼痛期已过，疼痛可有所减轻，但由于软组织变性、挛缩，发生纤维性粘连性"冻肩"，因而关节活动明显受限，被动外展与前屈运动时，同侧肩胛骨随之牵动，出现"扛肩"的代偿现象。

（3）缓解期：有两种趋向。一是通过治疗，肩部疼痛消减，肩关节的挛缩与粘连逐渐解除，功能恢复；二是部分患者未经有效治疗、未进行功能锻炼，肩关节周围肌肉萎缩、韧带挛缩、钙化，软组织广泛粘连，关节部分或完全"冻结"，活动范围更小，甚至僵化，此时疼痛反不明显。

## 五、诊断

（1）有肩部外伤、劳损、风寒史。

（2）肩部疼痛：初期常感肩部呈阵发性疼痛，疼痛可急性发作，但多呈慢性，常因劳累和天气变化而诱发；后期逐渐发展为持续性，并逐步加重，昼轻夜重，甚至不能安寐；肩部受牵拉或碰撞后，可引起剧烈疼痛，疼痛可向颈部或肘部扩散。

（3）功能障碍：肩关节各方向功能均可受限，早期多因疼痛，后期多因广泛粘连。严重者肘关节功能亦受限，屈肘不能摸及对侧肩部，难以完成梳头、洗脸等动作。后期，肩胛带肌、上臂肌群发生不同程度的废用性萎缩，肩关节活动严重受限，疼痛减轻。

## 六、林创坚教授手法治疗肩周炎的经验

林创坚教授通过多年临床经验，总结出了一套治疗肩周炎行之有效的手法。

1. 局部松筋

患者取坐位，医者站于患者侧方，用前臂及身体侧方夹住患肢，另一手在肩前、肩上、肩后做广泛、深透的滚法，以达到疏通经络的作用。医者也可配合患侧肩关节的前屈、外展、后伸运动，在肩部做揉法、拿法等。

2. 点揉痛点

医者用示、中二指或拇指点揉、弹拨喙突、肩峰、大小结节、结节间沟、三角肌止点，以及秉风、天宗、肩贞等穴，力量由小到大，然后点按合谷、后溪、中渚穴，以达到分解粘连、活血祛瘀、止痛的目的。

3. 摇法助动

以左肩为例，患者取坐位，医者站于患者右后方，以腹部顶住患者背部，左手托住患者左肘，右手握住患者左手手指或左手的尺侧，使肩关节沿前下、前上、后上、后下、前下的方向摇动，并使其摇动范围逐渐加大。

4. 搓法

医者沉肩、垂肘、悬腕，用双手掌面或掌指部夹住施治部位。前臂发力，通过腕部带动双手做快速盘旋搓揉，同时自上而下或自下而上缓慢移动。

操作要点：用力宜均匀柔和；力度由轻渐重，速度由慢到快；动作轻快协调，连贯而有节律，快搓慢移，来回3~5遍。

## 七、注意事项

肩周炎本来就有自愈的过程，因此要客观地分析不同治疗方法对肩周炎的疗效。肩周炎的良好预后关键在于功能锻炼。

（1）加强体育锻炼是预防和治疗肩周炎的有效方法，且贵在坚持。如果不坚持锻炼，不坚持做康复治疗，肩关节的功能就难以恢复正常。

（2）营养不良可导致体质虚弱，而体质虚弱又常导致肩周炎。如果营养补充得比较充分，加上适当锻炼，肩周炎常可不药而愈。

（3）受凉常是肩周炎的诱发因素，因此，为了预防肩周炎，中老年人应重视保暖防寒，勿使肩部受凉。一旦着凉也要及时治疗，切忌拖延不治。

（4）加强肩关节肌肉的锻炼可以预防肩周炎和延缓肩周炎的发展。据调查，肩关节肌肉发达、力量大的人群中，肩周炎发作的概率下降了80%。所以，肩关节周围韧带、肌肉的强大，对于肩周炎的治疗和肩关节功能的恢复有着重要的意义。

# 第六章 腰椎疾病

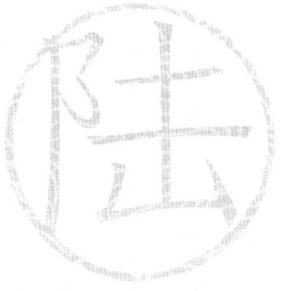

## ❧ 第一节 ❧
# 腰椎间盘突出症

### 一、对疾病的认识

腰椎间盘突出症是由椎间盘变形，纤维环破损，髓核脱出导致，当脱出的髓核压迫局部神经时就会出现腰痛，伴下肢一侧或双侧放射痛、麻木，严重者出现间歇性跛行、行走困难、肌肉萎缩等一系列症状，降低生活质量，影响患者身心健康。目前，腰椎间盘突出症的治疗方法分为手术治疗和非手术治疗，而非手术治疗仍是腰椎间盘突出症的主要治疗方法，其中80%～90%的患者采用非手术治疗的方法即可达到临床治愈或缓解的目的。

### 二、临床表现

腰椎间盘突出症在农村基层地区发病率较高，发病年龄20～40岁，男性多于女性。在我国腰腿痛门诊中，10%～15%的患者被诊断为腰椎间盘突出症，因腰腿痛收治住院的患者中，诊断为该病的病例占25%～40%，并且随着人们生活节奏的加快，腰椎间盘突出症的发病率正在逐年增高。腰椎间盘突出症以第4至第5腰椎和第5腰椎至第1骶椎椎间隙发病率最高，约占90%。本病是临床上腰腿痛的常见病因之一，具体症状如下。

（1）腰痛：腰椎间盘突出症的常见症状，也是早期症状，以持续性钝痛为多见，也有腰痛急性发作，呈痉挛性剧痛，难以活动，腰椎活动受影响。

（2）坐骨神经痛：由于90%的腰椎间盘突出症发生在第4至第5腰椎及第5腰椎至第1骶椎椎间隙，故多有坐骨神经痛。疼痛多为钝痛，并逐渐加重，呈放射痛。

（3）腹股沟及大腿前内侧痛：高位腰椎间盘突出时，突出的腰椎间盘可压迫腰2、腰3神经根，导致支配区域疼痛。

（4）间歇性跛行：由腰及下肢的疼痛及麻木突然加重所致。间歇性跛行多为腰椎间盘突出症继发腰椎管狭窄或原发性腰椎管狭窄的表现。行走时腰椎管内受阻的丛静脉逐渐扩张，加重了对神经根的压迫，引起缺氧。

（5）马尾综合征：主要表现在中央型腰椎间盘突出症中。有巨大突出时，可压迫附近平面以下的马尾神经，出现严重的双侧或左右交替的坐骨神经痛、会阴区麻木、排尿排便不利、双下肢的不全瘫痪等症状。

（6）其他：部分患者的患肢可出现发凉、尾骨痛、小腿水肿等症状。

## 三、鉴别诊断

（1）急性腰扭伤。急性腰扭伤有明显外伤史，病程短，局部压痛明显，痛点进行封闭后，疼痛明显减轻或消失，无放射性坐骨神经痛。CT检查无腰椎间盘突出的表现。

（2）腰椎结核。腰椎结核可有腰腿痛征象，病程长，常伴有全身症状，如低热、盗汗、消瘦、乏力、血沉加快，下腹部有时可触及冷性脓肿。X线片可显示椎间隙模糊、变窄，椎体相对边缘有骨质破坏。

（3）马尾神经瘤。马尾神经瘤表现为腰腿痛呈持续性，无间歇缓解；白天稍活动可减轻，夜间卧床时感到疼痛加剧。脊柱无侧屈，腰部功能尚好。脑脊液检查提示总蛋白量增高，脊髓造影有占位性病变。

（4）腰椎管狭窄。腰椎管狭窄多见于中老年人，以长期慢性腰腿痛和间歇性跛行为主要表现。卧床休息时症状可明显减轻或消失，CT、椎管造影检查可明确诊断。

（5）强直性脊柱炎。强直性脊柱炎的病变为进行性，早期腰痛伴坐骨神经痛，病变逐渐向上，血沉加快，晚期脊柱呈竹节样变、关节融合。

（6）梨状肌综合征。梨状肌综合征以臀腿痛为主要表现，压痛点位于环跳穴处，腰部无明显压痛。梨状肌紧张试验阳性，腰部功能正常，直腿抬高试验阳性。

## 四、林创坚教授手法治疗腰椎间盘突出症的经验

正骨推拿手法作为治疗腰椎间盘突出症的常用方法，可以松解粘连、解除肌肉痉挛、解除神经压迫、改善局部微循环、促进炎症及水肿吸收、缓解疼痛，有利于纠正脊柱生物力学平衡。《伤科汇纂》曰："大抵脊筋离出位，至于骨缝裂开绌，

将筋按捺归原处，筋若宽舒病体轻。"脊柱是骨错缝的好发部位。正骨推拿手法有助于纠正骨错缝，并且在局部能够刺激督脉、膀胱经，起到调理阴阳、舒筋活络、壮丹田之气、强腰固肾、畅通局部气血，并调节人体的阴阳平衡的作用，通则不痛，达到人体与自然的协调。

手法是中医外治法的重要组成部分，是祖国传统医学治疗腰椎间盘突出症的常用手段之一。医者常采用推、拿、按、摩、捏、揉、点等手法作用于体表，对特定穴、阿是穴施以不同刺激，以达到舒筋活络、缓解疼痛的功效。通过手法及定点旋转复位法治疗等进行临床干预后，患者疼痛或麻木感明显改善，腰背肌肉得到充分伸展，再结合运动疗法，进行肌肉负荷锻炼，增强肌肉力量以及肌肉耐力，稳定脊柱。两者相结合，能构建腰椎的稳定——活动新平衡，从而建立腰椎稳定新形态。借助腰椎整体的骨性结构与周围韧带、肌肉等组织的互相协调，可以达到腰椎间盘突出症治疗与预防的双重作用。研究发现，脊柱生物力学功能紊乱是诱发腰椎间盘突出的重要原因之一，在治疗上首先要通过腰椎复位法纠正脊柱的生物力学平衡，然后联合腰背部功法锻炼恢复脊柱生理曲度，这样常可达到满意的临床效果。

具体操作：①先局部松解腰臀部肌肉群，再行正骨手法。②放松手法采用循经按揉点穴法。患者取俯卧位，医者用按、揉等手法沿患者足太阳膀胱经及腰骶部、臀部和双下肢后外侧放松。主要放松双侧竖直肌、臀大肌、阔筋膜张肌、梨状肌等肌肉群，然后用拇指或肘尖点压局部穴位，如夹脊、腰阳关、肾俞、居髎、环跳、风市、承扶、委中、承山、足三里、阿是穴等。

常用林氏正骨手法有两种：①牵引下分推法。操作方法见第一章。②斜扳法。操作方法见第一章。

## 五、病案

李某，男，40岁，建筑工人。

【主诉】腰痛伴左下肢放射痛2个月，近2周症状加重。

【初诊】本病源自2个月前患者搬抬重物扭伤，当时腰痛不重，第二天晨起后感到腰痛剧烈，不能活动，左下肢放射痛，经当地私人诊所用药及理疗后症状减轻，但腰痛及左下肢放射痛仍持续，近2周症状加重明显，并在臀部、左腿后外侧呈放射痛。左小腿外侧感觉麻木，肌力及肌张力正常。舌淡，苔薄白，脉弦细。

【查体】患者脊柱略向左侧弯，活动受限，直腿抬高试验左侧40度，加强试验阳性。

【辅助检查】本院CT检查提示第4至第5腰椎椎间盘向左后方突出，硬膜囊轻度受压。

【诊断】腰椎间盘突出症。

【辨证】气滞血瘀。

【治则治法】行气活血，舒筋活络。

【治疗】予推拿手法治疗，患者取俯卧位，医者用按、揉、拨等手法沿患者足太阳膀胱经及腰骶部、臀部和左下肢进行放松。主要放松双侧竖直肌、臀大肌、阔筋膜张肌、梨状肌等肌肉群，然后用拇指或肘尖点压局部穴位，如夹脊、腰阳关、肾俞、居髎、环跳、风市、承扶、委中、承山、足三里、阿是穴等，再行腰椎斜扳法。

【疗效】经一次治疗后，患者诉疼痛较前明显减轻，后续配合中药及理疗等中医特色疗法治疗1周后疼痛基本消失。

【按】推拿手法治疗本病的理论建立在营卫气血、经络学说的基础之上。

中医学认为，人之生存，必须依赖于气血，举凡脏腑经络，骨肉皮毛，都必须有气血来温煦濡养。经络是人体气血循行的路线，它的分布领域，内连脏腑，外达肌表，贯通整个机体，从人体的角度来讲，是"无微不至"的。所以《灵枢·邪气脏腑病形》说："经络之相贯，如环无端。"经络能使气血周流不息，维持阴阳平衡，内外相互协调，而皮毛、肌肉、筋骨、脏腑都能获得营养，起到抗御病邪、保卫健康的作用。如果某一经络失调，气血不和，则病变丛生。《素问·血气形志》说："经络不通，病生于不仁，治之以按摩醪药。"这说明营卫不和，经络气血滞而不宣，故病生麻木不仁，宜用推拿和药酒宣通经络，调和营卫，使气血周流，其病可整。就腰椎间盘突出症的临床证候来看，它是由腰背部"督脉"和"足太阳膀胱经"两经脉气血运行失调所致。然而本病又多有外伤史者，巢元方《诸病源候论》说："臂腰者，谓卒然伤损于腰而致痛也，此由损血搏于腰脊所为。"基于上述理论基础，运用手法治疗，使经络气血得以宣通，则骨正筋乘，其痛自止。正如《医宗金鉴》所说的"按其经络，以通郁闭之气，摩其壅聚，以散瘀结之肿，其患可愈"。又因本病乃椎间盘突出物压迫脊髓神经根所致，只行一推一拿之法，对本病之治尚恐有所不及，因而通过搬、盘等重手法，以分离粘连及受压的神经根，特别是整复手法，可使上、下两椎体相互旋转、扭错，将突出物带回原位或变小，此乃治疗本病的根本方法。

## ❦ 第二节 ❧
## 急性腰扭伤

### 一、对疾病的认识

急性腰扭伤，顾名思义是腰部软组织突然遭受扭闪、过多牵拉或承受超负荷活动等外力所致的损伤，多见于青壮年，最主要人群为重体力劳动者，男性患者比女性患者多。这是一种严重影响患者生活质量的常见疾病，可导致患者运动功能障碍，甚至丧失生活自理能力。每年由腰痛引起的直接或间接经济损失数额巨大。

在以现代医学为主流的社会，大部分人选择了现代医学治疗，以卧床及口服非甾体止痛药为主，这虽然可以减轻疼痛，但仍需耗费比较长的康复时间，且对于一些合并消化道溃疡、肾功能不全等有服药禁忌证的人群无法达到很好的止痛及改善症状的效果。中医学中的推拿在治疗急性腰扭伤上有独特的疗效，它历史悠久，经验丰富，疗效显著，副作用小，值得推广。

## 二、病因病机

急性腰扭伤的病因通常来自过度劳累、腰椎压力、姿势失衡、腰椎劳损史、关节退变等，有时解剖或生理变异也能够导致腰扭伤。一般来说，急性腰扭伤常发生于中青年体力劳动者，运动员、长途运输或出租车司机及久坐并长期受到腰部冲击的从业者都是其高发人群。经期、妊娠、产后或哺乳期妇女及舞蹈演员也并不少见。

急性腰扭伤的病理过程主要是受损组织的出血、水肿、吸收和修复。大多数组织撕裂且不均匀，出现散在斑点或血肿，邻近组织炎性渗出，从而导致水肿。在肌肉或腱膜损伤的同时，由于创伤性代谢物和周围神经的刺激，局部肌肉可能处于痉挛状态。此时，肌纤维不断缩小，导致代谢产物积聚增多，静脉回流受阻，血瘀加剧，从而加重病情，整个病理过程的发生也加快。在正常情况下，肌肉组织的愈合需要3~4周，而韧带、肌腱等的修复需要6周。因此，治疗计划的选择和制动时间的控制应当以此为根据。

## 三、临床表现

疼痛是本病的首要突出症状，且疼痛剧烈，痛处局限固定，呈持续性。痛感会随着患处肌肉的运动和剧烈震动而增加，卧床能减轻痛感。痛感通常固定在一处不变，往往与损伤病灶的肌肉、筋膜等组织位置一致。因此临床上一般认为这会影响到髂后上棘处肌肉，也可能影响到椎旁或横突处。在压痛点的深部，常可触摸到硬度较其周围肌肉稍高的条索状物，条索状物的方向与肌纤维的方向一致。有时能触到痛性小结节。由于身体的防御性反射，腰部肌肉拉伤会导致患侧肌肉痉挛并使腰椎前凸消失，向受累侧呈现屈曲的姿势，从而保护受影响的侧肌群免受拉应力的作用。由于患处存在紧张感和疼痛感，所有和背部肌肉相关的锻炼都比较困难，特别是向健侧侧弯、旋转和前屈。

## 四、诊断

（1）有腰部扭伤史，多见于青壮年。

（2）腰部一侧或两侧剧烈疼痛，活动受限，不能翻身、坐立和行走，常保持一定强迫姿势以减少疼痛。

（3）腰肌和臀肌痉挛，或者可触及条索状硬结，损伤部位有明显压痛点，脊柱生理弧度改变。

（4）X线片未见骨折或其他异常，CT或MRI检查未见脊髓或神经根受压的征象。

## 五、鉴别诊断

（1）感染。椎间盘炎、骨髓炎及硬膜外脓肿通常表现为背痛，放射至下肢。体检局部压痛、肌紧张，腰椎前凸消失及活动受限，并出现全身症状。直腿抬高试验可为阳性，血沉、C反应蛋白、核素扫描及MRI检查均有助于诊断。

（2）腰椎管狭窄。可为先天性、获得性或混合性。常见症状为腰背部疼痛、间歇性跛行（神经性跛行）及腿痛，腰椎前屈时可缓解，后伸时加重。体检常无阳性发现。

（3）椎弓峡部裂和腰椎滑脱。常累及神经根，X线检查即可确诊。

（4）硬膜内疾病。包括硬膜内肿瘤和感染。前者在腰骶部不常见，可累及单个或多个神经根，包括神经鞘瘤、神经纤维瘤、室管膜瘤、囊肿、畸胎瘤、脂肪瘤、脊膜瘤及转移瘤等。

（5）其他。小关节增生可压迫神经，引起腰痛，主要诊断依据为CT或MRI检查；硬膜外囊肿，MRI检查可显示囊肿位置及大小；硬膜外脂肪沉积多见于大量应用激素者，脊髓造影、CT或MRI检查有助于诊断。

## 六、林创坚教授手法治疗急性腰扭伤的经验

（1）解痉镇痛：患者取俯卧位，腹部垫以软枕，两手放在体侧或下垂，使腰部肌肉尽量放松。医者先在痛点周围和肌肉痉挛处做掌根轻摩和拇指推法，以解除肌肉痉挛，放松肌肉，减

轻疼痛。开始时手法不宜过重，不然会使肌肉痉挛加剧。

（2）舒筋活血：体位同上，滚腰部两侧肌肉。医者选用拇指或大、小鱼际揉法，自伤处四周逐渐移向中心，手法由浅及深。最后用拇指深揉痛点，并沿肌肉、韧带做上、下、左、右推扳拨动，疏理筋肉。

（3）疏通经络：选取腰部阿是穴，以及肾俞、上髎、环跳、委中等穴，用揉、掐手法推拿。

（4）对抗牵拉：体位同上。由两人操作，一人站于床头，两手插于患者腋下固定，另一人站于床的另一头，两手各握患者小腿下端牵拉。两人朝相反方向用力，对抗牵拉1分钟，重复2~3次。此手法适用于后关节扭伤滑膜嵌顿。也可用牵引床牵拉。

（5）动摇关节：伤后1周，损伤组织接近痊愈时，可动摇关节，根据病情选用以下手法。①压腰后伸。医者以一手的掌或前臂按压患者腰部，另一手托其大腿，使髋后伸，压与伸的手法同时发力。两侧各做6~10次。②扳腿。③扭腰。

## 七、病案

患者陈某，男，30岁，工人。

【主诉】腰痛3小时。

【初诊】患者诉3小时前于单位劳动时不慎扭伤腰部，即感腰痛难忍，不可俯仰，立刻由单位同事送至医院，背进诊室。患者呈痛苦面容，腰痛，活动困难，活动时疼痛加剧。舌淡，苔白，脉弦。

【查体】第4腰椎至第1骶椎压痛明显，腰部肌肉紧张，直腿抬高试验阴性。

【辅助检查】CT检查提示脊柱变直，其余未见明显异常。

【诊断】急性腰扭伤。

【辨证】气滞血瘀。

【治则治法】行气活血，通络止痛。

【治疗】先予人中穴针刺，局部行捻转手法，留针20分钟。再予痛点周围和肌肉痉挛处做掌根轻摩和拇指推法，以解除肌肉痉挛，放松肌肉，减轻疼痛，又予滚法滚腰部两侧。选用拇指或大、小鱼际揉法，自伤处四周逐渐移向中心，手法由浅及深。

【疗效】经以上治疗后，患者诉疼痛减半。

【按】治疗后适当卧床休息，一方面是因为损伤组织修复需要时间静养，另一方面是为了防止日后复发或者转变为慢性腰痛。

## 🍀 第三节 🍀
# 腰椎管狭窄症

## 一、对疾病的认识

腰椎管狭窄症是指腰椎间盘突出、小关节肥厚增生、椎板及黄韧带增厚、椎体失稳滑脱等导致腰椎椎管管腔内径缩小，椎管容积变小和侧隐窝狭窄，进而使得马尾神经和神经根受到压迫而导致的诸多病症。男女无特异性差别，主要特征表现为下腰部疼痛，伴间歇性跛行，通常为体位性，站立时加重，下蹲时或卧床休息后临床症状有所缓解。如果腰椎管狭窄较为严重并压迫椎管内组织，会引起感觉、运动障碍。好发年龄在40岁以上，且症状的持续时间随年龄增长而延长。

腰椎管狭窄症多发于第4、第5腰椎节段，其次是第5腰椎、第1骶椎节段。第4、第5腰椎和第5腰椎、第1骶椎节段位于脊柱最下面，承受的压力最大，而且由于骶骨固定，不参与产生活动时的协调缓冲作用，因此上位各节段的活动最终集中作用于这两个部位。同时腰椎各方向活动频繁，骨性和纤维性结构更容易出现增生，从而导致获得性的椎管狭窄。

## 二、临床表现及病因病机

腰椎管狭窄症的临床表现主要是下腰部的疼痛、下肢部的麻木及间歇性跛行。其发病机制之一是椎管内压力增高，其压力增高除与腰椎的先天性狭窄有关外，还与腰椎的退行性变有关。随着年龄的增长，骨质发生了变化，因工作环境或工种的不同，腰椎的受力不平衡，长期受力的地方就会有骨赘的产生，当骨赘向椎管内增生时，腰椎管的空间变窄，当患者活动度增加时，椎管内的压力上升，症状就会出现。另外，椎间盘的缩水、变性会使脊柱的高度发生变化，椎间关节及周围韧带松弛，约束椎间盘的力量下降，椎间盘向椎管内突出或膨出，使椎管的空间变窄，黄韧带发生皱褶或肥厚同样也会使椎管的空间变窄，当椎管内的压力上升而超过临界值时，就会引发症状。其次，腰部的肌肉痉挛也会间接地导致椎管内压力上升，若此时椎管内压力处于发病临界值，腰部肌肉痉挛除能引起腰部疼痛外，还会出现间歇性跛行。引起间歇性跛行的另一机制为神经根营养受限，神经根的营养主要来自内、外动、静脉及脑脊液的供养，腰椎管狭窄就会造成脑脊液供养障碍，此时内、外动、静脉供养良好，间歇性跛行的症状就不会出现，如果腰部肌肉发生痉挛时压迫动脉，使神经根供养受阻，就会出现缺血性神经根炎，病症即可出现。患者步行时出现间歇性跛行，与神经根营养受限有直接关系，在步行状态下，神经根需血量增加，若此时腰背痉挛，就会影响神经根的血供，患者此时多表现为走路乏力，伸腿困难，多采取下蹲位来缓解症状，当下蹲前伸时椎管内的空间相对增大，压力下降，加上患者停止活动，神经根的需血量减少，患者顿时感觉下肢部轻松，片刻之后可继续行走。对于椎管狭窄的患者来说，如果腰背部疼痛，会进一步出现腰背肌的痉挛收缩，肌肉的进一步收缩会导致神经根部的血管发生生理性充血，进而导致静脉淤血，引起缺血性神经根炎，步行时下肢局部的肌肉出现保护性痉挛会使症状加重，下肢的相关症状是神经根受到压迫后引起的神经反射。所以在治疗本病时，不针对椎管的生理改变，只要能解决腰部肌肉的痉挛、改善神经根的营养供应，就会对患者的症状起到很好的治疗作用。

## 三、诊断

（1）病史：有长期慢性腰痛史，一般无外伤史。

（2）临床症状：腰痛仅表现为下腰及骶部痛，间歇性跛行是本病的主要特征。下蹲后症状马上缓解，若继续行走则出现同样的症状。

（3）体征：症状重、体征轻是本病的特点之一，在患者伸腰活动后立即检查，体征可更加明显。直腿抬高试验阳性者少，部分患者小腿外侧痛觉减退或消失，跟腱反射消失，膝反射无变化。

（4）辅助检查：X线检查常见骨质增生，椎间隙狭窄。CT或MRI检查可明确诊断。

## 四、林创坚教授手法治疗腰椎管狭窄症的经验

（1）患者取俯卧位，医者位于患者的一侧，在腰骶部施掌根按揉法或滚法，沿膀胱经而下，经臀部、大腿后部、腘窝直至小腿后部，上下往返2～3次。并可按点腰阳关、肾俞、大肠俞、居髎、环跳、殷门、委中、承山等穴。可将按揉法与按点穴位法交替使用。若双下肢均有病痛，则需两侧同时进行手法治疗。

（2）患者取仰卧位，医者位于患者患侧，用掌根按揉法或滚法自股前、小腿外侧达足背，上下往返2～3次。并可按点髀关、伏兔、血海、风市、阳陵泉、足三里、绝骨、解溪等穴，拿委中、昆仑等穴。可将按揉法与按点法、拿法交替使用。若

双下肢均有病痛，则需两侧同时进行手法治疗。最后以搓下肢结束治疗。

（3）腰骶部两侧骶棘肌处可配合擦法和热敷治疗。

（4）对于周围动脉疾病所造成的间歇性跛行，可用拇指压迫股动脉1～2分钟后，再解除压迫，使下肢供血突然增加，迫使血管扩张，从而达到治疗目的。

（5）注意事项：推拿对本病的治疗以充分而柔和的手法为主，切忌腰部后伸、斜扳、挤压等不恰当的手法和过猛烈的被动运动。若通过2～3个月推拿治疗无效，应动员患者行手术治疗。

## 五、病案

患者林某，男，50岁，农民。

【主诉】患者诉腰痛伴双下肢放射痛10年余，加重1个月。

【初诊】患者诉10年前搬抬重物后感腰痛伴双下肢放射痛，经当地诊所治疗后症状减轻，每逢劳累或受凉后腰痛及双下肢疼痛反复发作，1个月前受凉后感腰痛复发，轻感双下肢放射痛，行走时间久则感腰痛加剧，下蹲后症状马上缓解，若继续行走则出现同样症状。舌淡，苔白，脉弦细。

【查体】直腿抬高试验双下肢50度阳性，加强试验阳性，肌力及肌张力未见异常。病理体征未引出。

【辅助检查】MRI检查提示第4至第5腰椎椎间盘突出，硬膜囊受压，相应椎管狭窄。

【诊断】腰椎管狭窄症。

【辨证】风寒痹阻。

【治则治法】祛风散寒，通络止痛。

【治疗】先予腰三针、足三针以电针治疗，再予滚法及拨法，沿膀胱经而下，经臀部、大腿后部、腘窝，直至小腿后部，上下往返2~3次，并按点腰阳关、肾俞、大肠俞、居髎、环跳、殷门、委中、承山等穴。将按揉法与按点穴位法交替使用。

【疗效】经治疗后，患者诉腰痛明显减轻，嘱患者回家后需以休息为主，必要时需行手术治疗。

# 第四节
# 腰椎滑脱症

## 一、对疾病的认识

腰椎滑脱症按照病因可分为峡部发育不良性、峡部裂性、退行性、创伤性、病理性5类。退行性腰椎滑脱症即没有峡部裂的椎体滑脱，是由于椎间盘退变、关节突磨损、软组织病理性改变后逐渐发生滑脱，又称假性滑脱。退行性腰椎滑脱症表现为上位椎体各个方向的、不同程度的滑脱，主要症状为腰痛，也可伴有神经根痛或间歇性跛行等临床症状，疼痛多为缓慢发病，上述症状多反复发作，时轻时重。目前国内外研究认为退行性腰椎滑脱症一般发生于中老年群体，女性发病率大于男性，临床上最常见的发生滑脱的椎体是第4、第5腰椎。目前认为腰椎滑脱症的发病因素有关节突关节角改变、退化椎间盘不能抑制剪切应力、局部软组织改变、内分泌因素、躯干肌群功能减退、肥胖加大剪切应力等，其发生与脊柱的生物力学关系密切。

## 二、诊断

（1）长期反复或持续性的腰腿痛和（或）间歇性跛行，腰前屈可缓解疼痛。

（2）立位腰椎侧位X线片可观察到椎体向前滑移，滑移程度为Ⅰ度或Ⅱ度，椎弓完整。

（3）可有下肢皮肤感觉减退、腱反射迟钝、肌力减弱及肌肉萎缩。

（4）严重时可触及棘突间有"台阶感"，棘突旁深压痛，叩击痛阳性或伴有放射痛。

符合（1）和（2）即可诊断。

## 三、鉴别诊断

（1）急性腰扭伤。有明显外伤史，病程短，局部压痛明显，痛点进行封闭后，疼痛明显减轻或消失，无放射性坐骨神经痛。CT检查无腰椎间盘突出的表现。

（2）腰椎结核。可有腰腿痛征象，病程长，常伴有全身症状，如低热、盗汗、消瘦、乏力、血沉加快，下腹部有时可触及冷性脓肿。X线片可显示椎间隙模糊、变窄，椎体相对边缘有骨质破坏。

（3）马尾神经瘤。腰腿痛呈持续性，无间歇性缓解；白天稍活动可减轻，夜间卧床时感觉疼痛加剧。脊柱无侧屈，腰部功能尚好。脑脊液检查提示总蛋白量增高，脊髓造影有占位性病变。

（4）梨状肌综合征。以臀腿痛为主要表现，压痛点位于环跳穴处，腰部无明显压痛。梨状肌紧张试验阳性，腰部功能正常，直腿抬高试验阳性。

（5）强直性脊柱炎病变。为进行性，早期腰痛伴坐骨神经痛，病变逐渐向上，血沉加快、晚期脊柱呈竹节样变、关节融合。

## 四、林创坚教授手法治疗腰椎滑脱症的经验

（1）推、揉压骶棘肌法：推、揉压骶棘肌，施术后再以两手拇指分别揉压、弹拨两侧志室穴和腰眼穴。

（2）揉压、弹拨髂嵴法：患者取俯卧位，两下肢伸直，医者立于其左侧。两手大鱼际或掌根分别从两侧髂嵴附近起，自上而下反复揉压、弹拨两侧臀部，直至股骨大转子附近。然后两手多指分别从两侧臀横纹附近起，自上而下轻快、反复地揉拿、提弹大腿后侧的腘绳肌，直至腘窝附近。最后以一手拇指

或肘尖分别揉压两侧环跳穴和秩边穴。

（3）腰部牵引法：患者取俯卧位，两手紧抱床头，两下肢伸直，全身肌肉放松，医者立于其床的另一端，两手分别握住其两下肢的踝部，沿纵轴方向与床面基本平行，徐徐向下进行腰部的对抗性牵引。如患者身强体壮或医者之力不能达到牵引强度且有条件，可在机械牵引床上进行牵引。

（4）注意事项：上述手法应根据有无脊椎滑脱和滑脱程度选择使用。

## 五、病案

患者王某，女性，66岁，家庭主妇。

【主诉】腰痛3个月，1周前加重伴双下肢疼痛。

【初诊】患者诉3个月前因劳累后感腰痛明显，经休息后可缓解，1周前洗碗后感腰痛加剧伴双下肢疼痛，遂来诊。该患者现腰痛伴活动受限，双下肢疼痛，舌暗，苔白，脉细弱。

【查体】腰肌紧张，第4、第5腰椎可触及阶梯状改变，直腿抬高试验阴性。

【辅助检查】X线片提示第4、第5腰椎轻度滑脱。

【诊断】腰椎滑脱症。

【辨证】肝肾亏虚夹瘀。

【治则治法】补益肝肾，祛瘀止痛。

【治疗】先予腰三针及足三针以电针治疗，手法予自上而下反复揉压、弹拨两侧臀部，直至股骨大转子附近。然后两手多指分别从两侧臀横纹附近起，自上而下轻快地反复揉拿、提弹大腿后面的腘绳肌，直至腘窝附近。最后以一手拇指或肘尖分别揉压两侧环跳穴和秩边穴，再行电动牵引以拉伸肌肉及关节。

【疗效】经治疗后，患者诉疼痛减半，嘱其明日复诊。

# 第五节
# 第三腰椎横突综合征

## 一、对疾病的认识

第三腰椎横突综合征是指附着于第3腰椎横突及周围的筋膜、肌肉发生急性或慢性的损伤，致使脊神经后支受到刺激而出现的以腰臀周围疼痛、第3腰椎横突疼痛为主症的临床症候群，是腰部疼痛性疾病中最常见的病症之一，实际上属于急、慢性腰部损伤的一种，除了影响局部经筋，还影响到局部纵向、横向经脉，所以症状复杂多样。第三腰椎横突综合征与足少阴肾经、足太阳膀胱经、督脉有着紧密联系。第三腰椎横突综合征常表现为腰部筋脉增厚挛缩、腰部肌肉撕裂出血、腰部痛甚、瘢痕粘连或下肢麻痹等不适症状。

## 二、病因病机

人体的脊柱有其生理上的特殊性，其中胸椎以及骶骨活动度比腰椎小，且腰椎处于S形生理曲度的凸出位置，而腰椎椎体则更加靠前，属于曲度的顶部。当脊柱需要进行活动时，包括腰椎的侧屈以及扭转等动作，都需要以椎体为中心。此时相对应的横突成了活动中的杠杆，第3腰椎横突又因为其特殊的生理特性而成为腰椎横突中极长的一段，故它承受来自杠杆的压力很大，容易出现横突部位局部不平衡，造成肌肉不平衡，横突移动。

第3腰椎处在脊柱第3个生理弯曲的最前部，活动时以其为轴心，故它自然而然成为身体运动中的承力点，且此段横突极长，故其所受作用力在杠杆作用下放大为更大的力，在人体活动中第3腰椎局部受到的肌肉牵拉力最大。故其所受牵拉力会影响附着在第3腰椎横突附近的肌肉，包括腰方肌、腹横肌、腰大肌、腹内斜肌、腹外斜肌、骶棘肌。当人体完成正常生理活动，腰部需要屈曲扭转时，附着在第3腰椎横突部位的肌肉保持牵拉以维持姿势，长期如此，会造成第3腰椎生理性的改变，进而刚好能完成日常活动，但长期劳损易加重这种改变。局部所受牵拉力过大，会导致局部水肿、肌肉撕裂充血，进而发生局部粘连、增生等改变，故第3腰椎横突局部会出现疼痛等不适。

臀上皮神经发自第1至第3腰椎脊神经后外侧支，穿过横突间隙之间，在骶棘肌外缘穿出，后越过髂嵴表面，分布于臀周及大腿后侧皮肤。当局部软组织病理改变卡压到神经时，大部分情况多为卡压单支神经的单分支，但因为同根神经反射现象的存在，单支神经卡压会导致同根神经所控制的其他分支神经疼痛，故患者会出现广泛疼痛，而不局限于某个部位。第3腰椎横突前方深面有腰丛神经的股外侧皮神经干通过，并分布到大腿外侧及膝部。横突过长、过大或伴有纤维织炎时，能使该神经受累并出现股外侧皮神经痛。此病变波及附近的闭孔神经甚至肌神经时，疼痛也可出现于髋部或大腿。因臀上皮神经分布于臀周、大腿后侧，故第三腰椎横突综合征患者可表现为腰痛以及臀周、大腿后侧痹痛感；因臀上皮神经未过腘窝以下，故本病常无小腿不适的症状。

### 三、临床表现

（1）患者多有急性损伤或长期习惯性姿势不良及长时间的超负荷劳动史。

（2）症状轻者表现为一侧或两侧腰部酸胀、疼痛、乏力，休息后缓解，劳累及受凉、潮湿时症状加重；症状重者呈持续性疼痛，可向臀部、大腿后侧和内侧放射，个别患者可放射至小腿，腰部前屈或向健侧屈时症状加重。

（3）患侧第3腰椎横突尖部有明显的压痛，疼痛向臀部及大腿后侧放射，一般不超过膝关节。有时患侧臀上皮神经也有压痛。

（4）有时可在患侧第3腰椎横突尖部触及痛性硬结。

（5）内收肌痉挛引起髋关节外展受限。

（6）直腿抬高试验阳性，但加强试验为阴性。

## 四、诊断

（1）由慢性劳损引起局部软组织压迫腰神经后外侧支产生的症状，好发于青壮年劳动者，常有腰部外伤史。

（2）腰部或臀部、一侧大腿后外侧痛。少数患者可出现大腿根部痛。患者无神经根受累的症状及体征。局部普鲁卡因注射可使症状缓解或减轻。

（3）查体：腰前屈受限明显，第3腰椎横突肥大，局部有固定压痛点，瘦弱者局部可触及硬结，有些患者表现为臀肌、内收肌痉挛，或者触及条索状肌挛缩。

（4）检查：X线片提示第3腰椎横突肥大、畸形、双侧不对称。

## 五、林创坚教授手法治疗第三腰椎横突综合征的经验

（1）患者取俯卧位，在第3腰椎横突处做与条索状硬块垂直方向的弹拨，弹拨要由浅到深，由轻转重，同时配合搓、揉等手法。

（2）经弹拨治疗，在条索状硬块稍柔软后，沿患侧骶棘肌用深沉而缓和的滚法上下往返治疗，同时配合腰部后伸的被动活动，然后再沿骶棘肌纤维方向用擦法治疗，以透热为度，最后可加用热敷。

（3）注意事项：①在腰部用弹拨法治疗时，患者疼痛较甚，因此必须配合搓、揉法治疗，以缓解治疗时的疼痛。弹拨

的疼痛要以患者能忍受为度，切不可使用暴力。因为疼痛过剧，腰部肌肉非但不会放松，反而会造成新的损伤，增加疼痛。②治疗期间，要避免或减少腰部的屈伸和旋转活动。③注意局部保暖，不可受寒。

## 六、病案

患者蔡某，女，27岁，职员。

【主诉】腰痛2周。

【初诊】患者诉2周前无明显诱因而出现腰痛，自行卧床休息后可稍缓解，活动时疼痛加剧，为进一步治疗而来诊。该患者现腰痛，以第2至第4腰椎椎体为甚，偶感骶部酸胀，无下肢症状。舌淡，苔薄白，脉弦。

【查体】肌肉紧张，第3腰椎横突压痛明显，其余椎体轻压痛，直腿抬高试验阴性，双下肢肌力、肌张力未见异常。X线片提示第3腰椎横突肥大，其余椎体未见异常。

【诊断】第三腰椎横突综合征。

【治则治法】舒筋活络，行气止痛。

【治疗】先行局部针刺治疗，再在第3腰椎横突处做与条索状硬块垂直方向的弹拨，弹拨要由浅到深，由轻转重，同时配合搓、揉等手法。经弹拨治疗，在条索状硬块稍柔软后，沿患侧骶棘肌用深沉而缓和的滚法上下往返治疗，同时配合腰部后伸的被动活动，然后再沿骶棘肌纤维方向用擦法治疗，以透热为度，最后可加用热敷。

【按】本病患者多有急性损伤或长期习惯性姿势不良及长时间的超负荷劳动史，需在治疗的基础上指导患者合理作息。

## ❀ 第六节 ❀
# 慢性腰肌劳损

### 一、对疾病的认识

慢性腰肌劳损亦称"腰背肌筋膜炎""功能性腰痛"等，主要是指腰骶部肌肉、筋膜、韧带等软组织的损伤导致局部出现无菌性炎症，从而引起腰骶部一侧或两侧产生分散性或弥漫性疼痛，是腰腿痛中最常见的疾病之一。慢性腰肌劳损常与职业、生活环境有一定关系，例如长时间弯腰、工作或居住在潮湿阴冷的环境均可导致疼痛症状加重，甚至使患者失去自理能力。

### 二、病因病机

（1）慢性积累性劳损：腰部长期保持一种姿势，导致腰部肌肉持续受力而引起损伤，比如学生、文员、科研工作者、司机等需要久坐、久站的人员，又比如舞者、运动员的运动性损伤。腰部处于负荷过量的状态，腰部的肌肉、筋膜过度劳累，长期处于拉紧状态，致使腰部肌肉等软组织局部出现炎性渗出，循环不畅，下背部附近肌肉组织形成硬结等产物，又阻碍局部血和氧的供应，生成更多的2-羟基丙酸，加速腰肌劳损的过程。

（2）急性腰肌损伤：突然遭遇外力而受伤或急性扭伤，会使腰背肌肉、筋膜、肌肉纤维等骤然裂开渗液、肿胀，之后释放炎性物质，这就是疾病早期。如果没有得到适当的处理和治疗，使其仍然处于损伤状态，继续参加工作、运动等，炎症会一直存在，腰肌等不能修复完全，并且遗留下的炎症产物会对神经具有持续的刺激，发展为疼痛，受到损害的下背部肌肉也会长期处于高度牵拉或挛缩状态，使病变周围的循环不通畅，因而引起营养及能量供给的缺乏，造成慢性腰肌劳损。

## 三、临床表现

慢性腰肌劳损以反复腰痛为主要临床表现，疼痛性质多为胀痛或酸痛，像腰部的峡部裂、退变、滑脱、不稳定，一旦压迫神经，即可表现为下肢放射性疼痛、麻木或无力。严重时难以弯腰，第4和第5腰椎、第5腰椎和第1骶椎、两侧骶髂关节间三角区处的肌肉、筋膜等组织是其好发部位，并可出现植物神经功能紊乱的症状。慢性腰肌劳损常在疲劳、长期弯腰或长期处于潮湿阴冷环境中出现疼痛症状或加重；或者出现背部肌肉的保护性僵硬，休息时减轻。

## 四、检查

在临床专科检查中，患者腰部肌肉明显痉挛，局部压痛明显，多位于腰椎骶棘肌、腰椎横突或髂嵴后缘，可触及条索状结节。在严重的情况下，患者行走或长时间站立后疼痛加剧，腰部轻微活动或平躺后疼痛可缓解。专科查体可见踝反射试验阴性，直腿抬高试验阴性或阳性。

## 五、诊断

（1）有长期腰部疼痛史，时轻时重，反复缠绵。

（2）一侧或两侧腰背部有痛点，多数在腰骶处，也会涉及肩背部和大腿内外，甚至到膝盖。

（3）腰部视诊及活动多无明显异常，也无明显腰背肌肉痉挛的表现，少数患者腰部活动稍受限制，急性期患者会有活动功能障碍并能触诊到腰椎有小关节错位。

（4）经X线或CT检查多无异常，一部分可有骨质增生或脊柱侧弯等腰部畸形。

## 六、林创坚教授手法治疗慢性腰肌劳损的经验

（1）患者取俯卧位，头勿垫高，放松腰部（在患者腹部可垫一枕头），先于背部至臀部做大面积的表面揉法及拨法，其作用是放松肌肉，以消除久坐久站后疼痛的感觉。以上手法操作4～6次。

（2）先广泛地在表面抚摩，然后施以推揉、压揉及搓等手法，力量要均匀，应先轻后重，共按摩15分钟。按摩着重在腰部及臀部。然后配合经穴按摩，掐、揉肾俞、环跳、白环俞等

穴。以上手法有通行经络、补肾强筋、消除疲劳的作用。

（3）从背部到臀部直达大腿外侧，顺肌肉纵轴方向操作，在腰部着重做推揉、推压，沿脊柱和骨盆边缘着重做推揉。按压弹拨阿是穴：一手拇指或肘尖反复揉压，弹拨其腰部、骶骨部或臀部的压痛点，并以双手竖拳自上而下轻快地反复敲腰部。

（4）注意事项：手法应根据病之缓急、症之轻重选择使用。可每天1次或隔天1次，7～10次为1个疗程。手法务必轻快温柔，和缓稳妥，切勿粗暴蛮干。术后应嘱患者避免频繁弯腰或体力劳动。

## 七、病案

周某，女，40岁，教师。

【主诉】反复腰痛半年，加重1周。

【初诊】患者诉半年前劳累后感到腰痛，经当地私人诊所手法治疗及理疗后症状减轻，每逢劳累后腰痛反复发作，自行休息可缓解，1周前劳累后腰痛复发，休息后可减轻，劳累后加重，为求进一步治疗而来诊。该患者现腰痛明显，得温痛减，痛处喜温喜按，手足冰凉，舌淡，苔白，脉细弱。

【诊断】慢性腰肌劳损。

【辨证】寒凝经脉。

【治则治法】温经通脉，行气止痛。

【治疗】予艾灸疗法以温经通络，再行揉法、拨法以放松腰部至臀部肌肉，又予点压肾俞、大肠俞等穴位。指导其进行飞燕式功能锻炼。

【按】腰肌劳损常因用腰不当、姿势不良、急性损伤后未彻底治疗而导致损伤的肌肉、筋膜发生粘连，继而出现慢性腰痛等症状。本病的推拿以揉法、拨法为主，辅以艾灸疗法，以温经通络，从而达到舒筋活络、解痉止痛之效。指导患者进行腰部功能锻炼，以巩固疗效，加强腰背肌肉力量。

# 第七章 骨盆骶髂部疾病

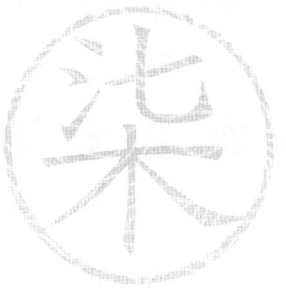

## ❧ 第一节 ❧
# 骨盆解剖特点

## 一、骨骼系统

骨盆是由骶骨、尾骨、髂骨、坐骨和耻骨（后三者统称为髋骨）组成。成人髋部由耻骨联合关节、双侧骶髂关节和骶尾关节3个关节组成。

### （一）耻骨联合关节

耻骨联合关节是非滑液性纤维软骨微动关节，连接左右两侧耻骨，成人仅有2毫米的移动空间，可能存在1度的旋转，孕期及产后期的女性活动度会增加，而关节面的形状以及内收肌和腹肌的收缩也可能影响到耻骨联合关节的运动。透明软骨覆盖了耻骨末端，两侧耻骨由中间的纤维软骨相连接。耻骨联合关节拥有强壮的上侧韧带和下侧韧带，而后侧韧带却很薄弱。

### （二）骶髂关节

骶髂关节由髂骨的耳状面与骶骨的耳状面构成。关节面扁平，彼此对合紧密，属平面关节。关节囊紧张，紧贴于关节面周缘，其周围有许多强韧的韧带加强，关节腔狭小，呈裂隙状，因而骶髂关节活动性很小，利于支撑体重和传递重力。骶骨两侧与髂骨形成骶髂关节。前部有关节软骨和滑膜，关节间隙宽度一致，关节面清楚锐利；后部呈韧带性，关节间隙稍宽而不规则，关节面薄而不锐利。儿童期骶髂关节前、后两部分无明显区别，关节间隙较宽，前后间隙宽窄一致，关节缘轮廓模糊。

### （三）骶尾关节

骶尾关节由第5骶椎与第1尾椎借纤维性椎间盘构成。前面和后面分别有前纵韧带和后纵韧带加强。骶尾关节在尾骨肌的作用下协助固定骶骨和尾骨，防止骶骨上端因承受重量而过度前倾。中年以后，骶骨与尾骨之间的椎间盘常骨化而变成不动关节。

## 二、韧带

（1）骶髂骨间韧带：骶髂骨间韧带为众多短而坚强的纤维束，位于关节软骨之后，为骶髂后韧带所覆盖，纤维的方向杂乱，是两骨之间充填于关节后方与上方的不规则间隙的主要连接结构。

（2）骶髂后韧带：骶髂后韧带为坚强的纤维束，从骶外侧嵴向外斜至髂骨，加强关节后部。骶髂后韧带分为长、短两部分，短韧带的纤维近乎水平，长韧带斜行，在短韧带的浅面向下与骶结节韧带融合。

（3）骶髂前韧带：骶髂前韧带为宽薄的纤维束，是关节囊前方增厚的部分，内侧起自骶骨盆面的外侧，向外止于髂骨耳状面的前缘和耳前沟。骶髂前韧带仅在关节上部存在，具有防止髂骨外旋的作用。

（4）骶结节韧带：骶结节韧带为一坚强的纤维束，起点较宽，一部分与骶髂后韧带相融合，由髂后上棘和髂嵴的后部向下止于坐骨结节，其附着处由坐骨结节沿坐骨支前延为镰状突。部分臀大肌起于此韧带下部的纤维，一部分与股二头肌的起点相混。该韧带作为骨盆出口的后外侧界，亦作为坐骨小孔的下界。

（5）骶棘韧带：骶棘韧带呈扇形，甚为坚强，韧带的基底由骶尾骨的侧面向外止于坐骨棘，其后部为阴部神经所越过。此韧带介于坐骨大孔和坐骨小孔之间，作为二孔之界。从臀部观察，它位于骶结节韧带的深面。骶棘韧带前部为肌性，与尾骨肌相连，通常认为是尾骨肌退化的部分。骶结节韧带及骶棘韧带使骶骨稳定于坐骨结节及坐骨棘上，防止骶骨在髂骨上向后转动。

## 三、肌肉

骨盆的主要肌肉见表7-1。

表7-1　骨盆的主要肌肉

| 主要肌肉 | 起点 | 止点 | 神经支配 | 作用 |
|---|---|---|---|---|
| 髂肌 | 髂窝与腰大肌外缘 | 股骨小转子 | 第1至第3腰椎 | 屈及外旋髋关节，下肢固定时使骨盆前倾和躯干前屈 |
| 腰大肌 | 第12胸椎及腰椎横突 | 股骨小转子 | 第1至第3腰椎 | 同上 |
| 腰小肌 | 第12胸椎至第1腰椎椎体侧面 | 髂骨筋膜 | 第1至第3腰椎 | 紧张筋膜 |
| 臀大肌 | 髂骨外面和骶骨背面，腰背筋膜外 | 股骨臀肌粗隆及大腿筋膜 | 第5腰椎至第2骶椎（臀下神经） | 伸及外旋髋关节，下肢固定时，伸直躯干，防止躯干前屈 |

（续表）

| 主要肌肉 | 起点 | 止点 | 神经支配 | 作用 |
|---|---|---|---|---|
| 臀中肌、臀小肌 | 髂骨外面 | 股骨大转子 | 第4腰椎至第1骶椎（臀下神经） | 外展和内旋髋关节 |
| 阔筋膜张肌 | 髂前上棘 | 胫骨外侧髁 | 第4腰椎至第1骶椎（臀下神经） | 紧张髂胫束，屈髋关节，伸膝关节 |
| 梨状肌 | 骶骨前面外侧部 | 股骨大转子内侧面 | 骶丛分支 | 外旋髋关节 |
| 闭孔内肌 | 闭孔膜内面 | 转子窝 | 骶丛分支 | 外旋大腿 |
| 闭孔外肌 | 闭孔膜外面 | 转子窝 | 闭孔神经 | 外旋大腿 |

## 四、神经

### （一）交感神经

通常骶尾部两侧各有4个骶交感神经节及1个尾交感神经节，其位置处于骶前孔之内侧。骶交感神经干末端汇合成一个尾交感神经节。腰骶部交感神经节后纤维随血管分布到直肠、膀胱和男、女生殖器等各个器官。第2至第4骶神经的副交感神经纤维，起自第2至第4骶髓的侧角，到达结肠左曲下的消化管、盆腔内及会阴部的器官。

### （二）臀上神经（第4至第5腰椎、第1骶椎）

臀上神经经梨状肌上孔出骨盆，支配臀中肌、臀小肌和阔筋膜张肌。由于臀上神经支配臀部外展肌，故臀中肌、臀小肌和阔筋膜张肌的损伤症状均可与臀上神经有关。在臀上神经损伤时，臀中肌、臀小肌瘫痪，大腿外展无力，步行困难，患侧下肢站立时，骨盆向健侧倾斜，出现臀中肌步态、不能侧卧睡觉等肌肉损伤症状。卡压点位于大转子最高点（梨状肌止点）和髂后上棘连线的中上1/3交界处。

### （三）臀下神经（第5腰椎、第1至第2骶椎）

臀下神经经梨状肌下孔出骨盆，分布于臀大肌。

### （四）股后皮神经（第1至第3骶椎）

股后皮神经从骶丛出发，自梨状肌下孔穿出后与坐骨神经伴行，过程中发出臀下皮神经支配臀部下部的皮肤感觉。股后皮神经继续往下到腘窝，分布于大腿后部、腘窝的皮肤。

### （五）阴部神经（第2至第4骶椎）

阴部神经起自第2、第3、第4骶椎，经梨状肌下孔出盆腔，绕过坐骨棘后方，再经坐骨小孔入坐骨直肠窝的侧壁前行，于坐骨结节内侧向前内方呈扇形分支，分布于肛门、会阴和外生殖器。其分支有以下几种。

（1）肛门神经（直肠下神经）：分布于肛门外括约肌、肛门部皮肤。它可能与"肛周湿疹"有关，"肛周湿疹"其实就是神经性皮炎。

（2）会阴神经：深支为肌支，分布于肛提肌、肛门外括约肌和全部会阴肌；浅支为皮支，分布于阴囊和大阴唇的皮肤。该神经损伤与盆底肌萎缩有关。

（3）阴茎（阴蒂）背神经：分布于阴茎（阴蒂）的海绵体

及皮肤。

## （六）肛尾神经

肛尾神经起自第4、第5骶椎及尾丛。肛尾神经很细，穿过骶结节韧带，肌支支配肛提肌，皮支分布于尾骨的皮肤。肛尾神经损伤时，会出现尾部痛、异物感以及感觉障碍。易卡压点位于骶结节韧带。

## （七）臀上皮神经

臀上皮神经是由第1至第3腰椎后支的外侧支所发出的一组皮支，通常有3~4支，各皮支分别穿过很厚的腰部肌群和坚韧的腰背筋膜到达皮下，然后在皮下继续下行并跨越髂嵴中部至臀部，分布于臀部外侧以及股骨大转子区皮肤。易卡压点位于髂嵴中部。

## （八）臀中皮神经

臀中皮神经由第1至第3骶椎后支的外侧支组成，自骶后孔穿出后向外侧走行于骶髂后韧带与多裂肌之间，分布于臀部内侧和骶骨后面的皮肤。臀中皮神经穿过韧带隧道处的体表投影约在髂后上棘与骶骨外侧角连线的中点。

## （九）坐骨神经（第4至第5腰椎、第1至第3骶椎）

坐骨神经为全身最粗大、行程最长的神经。经梨状肌下孔出骨盆至臀大肌深面，在坐骨结节与大转子连线中点的深面下行入股后区，行至股二头肌深面，到达腘窝上角后分为胫神经和腓总神经两大终支。在股后区发出肌支支配股二头肌、半腱肌、半膜肌，同时分布于髋关节。

# 第二节
# 导致骨盆骶髂关节病变的因素

## 一、外力作用

外力作用是本病最关键的致病因素。本病多由间接暴力（包括突然的旋转力、牵拉力、侧向传导力等）以及长期的肌肉不良牵拉等慢性外力所致。

一定方向的暴力作用可使股直肌、股后肌、股四头肌等牵拉而引起骶骨或髂骨移位。创伤所造成的骶髂关节错位在临床中也属于常见疾病，最常见于车祸撞击腰骶部后单侧臀部呈半仰卧位突然坠地，或者高处坠下时单侧臀部呈半仰卧位着地或单足猛力着地，使骶髂关节过度前后旋转，将髂骨向上内方推，从而引起错位。另外，长期久坐不动的办公室人员或坐姿不当的人群，他们的骨盆可能前倾、后倾或者歪斜，使腰椎产生不良的应力，导致骶髂关节错位。

## 二、性别因素

性别因素主要指妇女经期、怀孕、分娩和产后四个时期，包括骶髂关节周围韧带在内的骨盆韧带松弛，造成骶髂关节不稳。在分娩过程中，胎儿对骨性产道产生挤压，腹直肌及腹外斜肌强力收缩，牵拉耻骨上附着点，使骶髂关节骨错位。分娩后松弛的韧带未完全恢复，此时劳累、轻度的扭伤及碰撞伤等都可导致骶髂关节错位。这与中医学的产后气血虚弱、血不荣筋、筋不束骨理论相符合。

### 三、年龄因素

中老年人的骶髂关节错位多是由慢性劳损、老化和退行性变所致。内分泌失调、韧带松弛、关节退行性变，都可以使关节松弛而引起本病。年老、体弱多病、肥胖、活动量少或长期久坐等因素，使骶髂关节负重增加，肌张力弹性减弱，拉应力下降，导致骶髂关节失去正常稳定性，是产生骶髂关节骨错位的主要原因。

## ❦ 第三节 ❧
## 骨盆骶髂关节病变的诊断

### 一、影像学分析基础

林创坚教授认为，X线检查对骨盆疾病的诊断至关重要，医者应善用X线片，了解患者骨盆的整体情况。基础要点如下。

#### （一）X线片的要求

骨盆正位片须将髂骨最高点、外侧缘、坐骨最低点和第5腰椎包含在内。腰椎正侧位片须将第12胸椎包含在内，避免遗漏重要信息。

## （二）画片技术

林创坚教授阅片时要求X线片影像的右侧与医者的右侧一致。

第一步：股骨头最高点的连线，称为股骨头线，即骨盆横轴。

第二步：通过两侧髂嵴的最高点和两侧坐骨的最低点画出4条与股骨头线平行的短线。左右要分别画，不可将它们连接起来。

第三步：分别测量两边短线的距离（即髋骨的长度），并标记在片子上。

第四步：通过第1骶骨棘突中点画股骨头线的垂直线，称为骶骨中线，即骨盆纵轴。

第五步：通过耻骨联合中央画股骨头线的垂直线，称为耻骨联合中线。正常的骨盆，耻骨联合中线与骶骨中线重叠。如果发生偏位，则两条线不能重叠，测量两条线之间的距离，标注在耻骨联合中线一侧。

## （三）腰骶角的画法与正常值

腰骶角是骶骨基底部与水平线交叉形成的角度。它的大小与腰椎的生理弯曲密切相关，也就是说它的大小可决定腰椎生理弯曲的大小。一般来说，腰骶角大于41度，腰椎的生理弯曲变大（过度）；小于41度，生理弯曲变小（不足）。而腰椎的生理弯曲与胸椎和颈椎的生理弯曲基本上是同步的。因此调整颈椎的生理弯曲往往从调整骶骨着手。腰骶角的画法有以下三个步骤。

第一步：侧位片中，在骶骨上端的前后画两个小黑点并连接起来。

第二步：以骶骨上端后面的小黑点为起点，画片子的水平线。

第三步：测量两线形成的角度并记录在片子上。

## 二、体格检查

### （一）基础检查

林创坚教授认为，体格检查在骨盆疾病的诊断中具有重要意义，骨盆的体格检查在原有系统的基础上，可借鉴运动康复医学的思想和方法。为了检查患者的症状是否由骶髂关节错位引起，需要进行5个试验，其中3个出现阳性即可认定出现骶髂关节错位。每一个试验中，患者出现相符的不适症状即为阳性。

1. 骨盆分离试验

骨盆分离试验多用于检查骨盆骨折及骶髂关节病变。患者取仰卧位，医者两手交叉，分别置于两侧髂前上棘内侧位置，两手同时向外推按髂骨翼，使之向两侧分开，按压2~3下。如果患者表现为骶髂关节疼痛，则称其为骨盆分离试验阳性。且哪一侧疼痛，该侧就为阳性。

2. 骨盆挤压试验

患者取侧卧位，背对医者，双膝间垫软枕以放松，医者双手放在髋骨前方股骨大转子和髂骨翼之间的部位，逐步施加向下的压力，检查相对应的骶髂关节是否有疼痛的表现。

3. Gaenslen试验（床边试验）

以单侧为例，患者取仰卧位，靠近床沿左侧。患者在指导下屈曲右侧髋关节，使右膝尽量靠近胸部，此时右侧髋骨向后旋转，左侧髋骨向前旋转。同时，这一特定动作还具有锁住骶髂关节的作用。医者将患者的左下肢滑至床沿之下，并在伸展的左腿上逐步向下施加压力，同时在右腿上施力（通过患者手部），促使其屈曲髋关节。

4. Faber试验（4字试验）

患者取仰卧位，医者将患者髋部置于屈曲、外展、外旋位，在其对侧骨盆（髂前上棘处）保持平衡的情况下，向患者的同侧膝关节施加一个缓慢且平稳增大的压力，从而逐渐增大髋关节屈曲、外展和外旋的活动度。如果在此过程中出现阻力，骶髂关节后部疼痛，则表明骶髂关节很可能存在病理改变或动能障碍。

5. Sacral Thrust试验（俯卧骶骨冲压试验）

患者取俯卧位，医者站在床沿，将一只手的手掌放在患者的骶骨上方，另一只手加以辅助，向下压至终末端，施加平稳向下的钝力，询问患者有无出现之前的疼痛症状。（注意：该试验无须多做。）

## （二）进一步的判断检查

1. 站立位屈曲测试

测试步骤：让患者自然站立，两腿微分，身体重心均匀分布于两腿之间。医者手放在两侧髋骨上，拇指指腹轻贴于髂后上棘下方。然后让患者在保持膝盖伸直的同时向前弯曲躯干，医者拇指指腹始终轻贴于髂后上棘下方。

测试结果：如果一侧拇指上移大于另外一侧，则该测试为阳性。

结果解释：该试验若为阳性，说明该侧骶髂关节存在问题，并且是由于关节错位所致。但是，站立位屈曲测试并不能确定骶髂关节错位是由髂骨导致的还是由骶骨导致的，需要再分别进行以下两个测试来判断，即Stork试验和坐位屈曲测试。

2. Stork试验

测试步骤：患者站立，医者坐或跪于患者身后。医者左手拇指指腹放在髂后上棘下部，右手拇指指腹放在第2骶椎上（与髂后上棘在同一条线上），要求患者抬起左髋至完全屈曲，且至少高于髋关节水平面。

测试结果：相对于仍然放在第2骶椎上的右手拇指来说，医者的左手拇指（位于髂后上棘）应该感觉到向后、向内、向下的旋转。若无法感受到髂后上棘向后、向内、向下的旋转，甚至感觉是在向上运动，则该试验为阳性。

结果解释：该试验若为阳性，则表明骶髂关节错位是由髂骨导致的。需要注意的是，该试验左右两侧均需进行。

3. 坐位屈曲测试

测试步骤：患者自然坐于床边，双脚平放在地面上。医者一手拇指轻贴于髂后上棘下方，另一手拇指位于第2骶椎。让患者躯干缓慢向前弯曲，尽量将下颌靠近胸前，双手放在膝盖上

167

作为支撑。

测试结果：如果一侧拇指上移更多，则该测试为阳性。

结果解释：该测试若为阳性，则表明骶髂关节错位是由骶骨导致的。需要注意的是，该测试左右两侧均需进行。在进行完Stork试验和坐位屈曲测试后，即可判断出骶髂关节错位是由髂骨导致的还是由骶骨导致的。据统计，骶髂关节错位类型遵循二八定律，即：骶髂关节错位的80%是由髂骨错位所致，只有20%是由骶骨错位所致；而在髂骨错位中，又有80%是由髂骨的前上错位（AS）或后下错位（PI）所致。

4. 仰卧到坐起测试

测试步骤：测试前，医者先握住患者的小腿，令其屈膝90度，让患者骨盆抬离床面2~3次，再由医者被动且自然地伸直患者双腿。此时医者双手拇指比较患者两侧内踝位置的长短并记录，接着让患者从仰卧位坐起，坐起过程中感受两侧内踝的运动，坐起后再次比较两侧内踝位置的长短。

测试结果和结果解释：短腿变长腿，说明该侧髂骨旋后；长腿变短腿，说明该侧髂骨旋前。

## 三、鉴别诊断

### （一）致密性骨炎

致密性骨炎是指骶骨和髂骨之间的关节部分的骨质密度增高，可为单侧或双侧，症状可半年或数年后自行缓解或消失，但髂骨的致命性改变并不随之消失。

该病病因不明，可能与妊娠、外伤、感染、劳损等因素有关。

### （二）骶髂关节炎

骶髂关节炎其实就是骶髂关节出现炎症。一般患者有自愈性，可采用保守治疗。

### （三）强直性脊柱炎

强直性脊柱炎主要表现为腰骶区痛，这是一种先天性、自身免疫性疾病，具体特点如下。

（1）发病年龄多在20～30岁。

（2）起病较慢，早期症状较轻，患者易忽视，故病程常长于3个月。

（3）多伴有腰背部晨僵，下腰痛在休息后或夜间加重，疼痛的部位常常在骶髂关节处。

（4）有4字征阳性及骶髂关节压痛。

（5）HLA-B27 90%以上阳性。

（6）98%～100%病例早期即有骶髂关节的X线片改变。

早期X线片表现为骶髂关节炎，病变一般在骶髂关节的中下部，为两侧性。开始多侵犯髂骨侧，进而侵犯骶骨侧。可见斑点状或块状，髂骨侧明显。继而可侵犯整个关节，边缘呈锯齿状，软骨下有骨硬化，骨质增生，关节间隙变窄。最后关节间隙消失，发生骨性强直。骶髂关节炎的X线片诊断标准分为5期：零期为正常骶髂关节；一期为可疑骶髂关节炎；二期为骶髂关节边缘模糊，略有硬化和微小侵袭病变，关节间隙无改变；三期为中度或进展性骶髂关节炎，伴有一项（或以上）变化，近关节区硬化，关节间隙变窄或增宽，骨质破坏或部分强直；四期为关节完全融合或强直，伴有或不伴有硬化。

（7）对于临床怀疑而X线检查不能确诊者，可行CT检查，它能清晰地显示骶髂关节间隙，对于测定关节间隙有无增宽、狭窄、强直或部分强直有重要意义。

### （四）莱特尔综合征和银屑病关节炎

莱特尔综合征和银屑病关节炎均可发生脊柱炎和骶髂关节炎，但脊柱炎一般发生较晚，症状较轻，椎旁组织钙化少，韧带骨赘以非边缘型（纤维环外纤维组织钙化）为主，在相邻两椎体间形成的部分性骨桥与强直性脊柱炎的竹节样脊柱不同。骶髂关节炎一般为单侧或双侧非对称性，棘突关节病变少见，无普遍性骨质疏松。另外，莱特尔综合征有结膜炎、尿道炎、黏膜皮肤损害等病症，银屑病关节炎则有皮肤银屑病损害等病症，可供鉴别。

### （五）肿瘤

肿瘤亦可引起进行性疼痛，需做全面检查，明确诊断，以免误诊。

# 第四节
# 常见的骨盆疾病

## 一、骨盆前倾

骨盆前倾是以髂腰肌为主的屈髋肌群向前下方牵拉骨盆上端，竖脊肌则向后上方牵拉骨盆下端，二者所形成的合力就像转动方向盘一样，将骨盆向前旋转。腰椎前凸的角度变大，腰椎椎间盘后侧及此部位的小关节面压力会增加。可出现腰骶部酸痛、髋部角度屈曲、膝关节过伸。有两种常见的测量方式。一种是测量矢状面上的髂前上棘和耻骨联合的位置。若是中立位的骨盆，这两个位置的顶点是垂直对齐的。而在骨盆前倾的体态中，髂前上棘则会位于耻骨联合的前面。另一种是测量髂前上棘和髂后上棘的角度。《Magee骨科物理治疗评估》一书认为骨盆前倾角度在7～15度都属于正常范围，超过15度则是真正意义上的骨盆前倾。

## 二、骨盆后倾

骨盆后倾是以臀大肌为主的后伸肌群向后下方牵拉骨盆上端，以腹直肌为主的腹部肌群向前上方牵拉骨盆下端，二者的合力像反向转动方向盘一样，将骨盆向后旋转。骨盆后倾时，耻骨的上端会向后，而耻骨的下端会向前。腰椎前凸角度变小，胸椎下端接近腰椎的位置也会比较直，肩胛骨突出，侧面看像是一个含胸驼背、挺髋、臀下垂的站立姿态，看起来很没有精神，还会伴有肩膀、背部酸痛。

### 三、骨盆侧倾

骨盆侧倾往往不是骨盆的结构歪斜，而是肌张力不平衡。从正面观测时，左右髂嵴的高度不平衡，这就会使得一侧骨盆升高，另一侧自然下降，上升和下降会同时进行；也常常出现一侧腹肌收缩，脚跟即将抬起的姿势，这时会发生腰椎弯曲。具体来说就是骨盆一侧上方的腹外斜肌、腹内斜肌及腰方肌将骨盆往上提拉，对侧骨盆下方的臀中肌、臀小肌将骨盆往下方拉，这就导致骨盆朝一个方向侧倾。

### 四、骶髂关节紊乱

以骶骨为参照物，按照一侧髂后上棘位移的方向，骶髂关节紊乱有4种基本类型。

（1）向前向上（AS）：髂骨相对于骶骨发生向前向上的移位。这是由骶髂关节面的特殊性所决定的。即髂骨相对于骶骨发生一个向前向上的弧形运动。

X线片示：①髋骨影较短；②较小的闭孔投影；③腰曲不足；④升高的股骨水平（非绝对）；⑤同侧骶骨向后移位。

体格检查：患侧骶髂关节后下缘软组织肿胀，患肢在仰卧位时常常变长。

（2）向后向下（PI）：髂骨相对于骶骨发生向后向下的移位。这也是由骶髂关节面的特殊性所决定的。即髂骨相对于骶骨发生向后向下的一个弧形运动。

X线片示：①髋骨影较长；②较大的闭孔投影；③腰曲过度；④较低的股骨水平（非绝对）；⑤同侧骶骨向前移位。

体格检查：患侧骶髂关节后上缘软组织肿胀，患肢在仰卧位时常常变短。

（3）向内（In）：髂骨相对于骶骨发生向内移位。同侧骶骨向后移位。

X线片示：①髂骨影较宽；②闭孔影底部较窄；③腰曲不足；④较高的股骨头水平（非绝对）；⑤耻骨联合位于骶骨中心线同侧；⑥同侧骶骨相对于髂骨向后移位。类似AS。

体格检查：患侧足跟转向内，脚呈"外八字"。

（4）向外（Ex）：髂骨相对于骶骨发生向外移位。同侧骶骨向前移位。

X线片示：①髂骨影较窄；②闭孔底部较宽；③腰曲过度；④股骨头水平下降（非绝对）；⑤耻骨联合位于骶骨中心线对侧；⑥同侧骶骨相对于髂骨向前移位。类似PI。

体格检查：患侧足跟转向外，脚呈"内八字"。

## ❧ 第五节 ❧
# 综合疗法

### 一、林创坚教授手法治疗骨盆骶髂部疾病的经验

林创坚教授在临床上调治骨盆时，先用揉法、滚法、揉腿摇腰法等充分放松腰背及臀部肌肉，然后才使用刺激量较大的操作。

#### （一）单髋过伸复位法

单髋过伸复位法适用于单侧髂骨向后。操作方法见第一章。

#### （二）牵引下分推法

牵引下分推法适用于骨盆侧倾。操作方法见第一章。

#### （三）仰卧屈曲压腹法

仰卧屈曲压腹法适用于骨盆前倾。操作方法见第一章。

体位要点：患者仰卧，两膝分开，双足跟并齐，使鼻—脐—足跟保持在一条直线上，双手置于腹部或身体两侧，全身放松。

手法：令患者双目微闭，"意守丹田"，然后深吸气后再缓慢呼出，至呼气将尽时，医者双手将分开的双膝用有弹性的巧力下压，术毕。

#### （四）单侧髂骨向前向上

患者取侧卧位，双臂交叉置于胸前，患侧在上。医者弓步

立于治疗床一侧，面向患者。医者协助患者伸直在下方的腿，并使上方的腿屈髋、屈膝，足置于下方腿的腘窝处。医者一手置于患者肘部（如果放在患者上臂更舒服，也可取上臂），持续施加指向台面的压力，以固定患者上半身并形成张力。另一手抵住患者的坐骨结节，轻轻使之向医者的方向滚动，持续施压以固定患者上半身，仅移动患者下半身。医者斜靠在患者身上，重心正对患者的坐骨结节。嘱患者吸气、呼气，通过增加上半身的旋转和对坐骨的压力，达到关节运动终末。医者用手掌根部施加从后向前、从下向上的力，对骨盆进行手法操作。

### （五）单侧髂骨向后向下

医者协助患者伸直在下方的腿，并使上方的腿屈髋、屈膝，足置于下方腿的腘窝处。医者操作手掌根置于患者髂后上棘处，使患者向医者方向滚动；辅助手保持向患者肘部施加固定的压力，以确保旋转运动仅源自患者的下半身。医者斜靠在患者身上，重心正对患者髂后上棘。医者辅助手作用于患者上半身，向外施力；操作手掌根部作用于髂后上棘，从后向前、从下向上推动，以达到关节运动终末。

该治疗手法可有效地使患侧骨盆前移。若需加强手法效果，医者可用在前的腿抵住患者上方的腿，并引导患者上身向医者方向旋转。

### （六）单侧髂骨外旋

患者取仰卧位，单腿屈膝，先让该侧髂骨处于外旋姿势，再施加一个内旋抗阻，利用这种内旋的力量使髂骨远离骶骨，将髂骨复位，改善髂骨外旋的问题。

### （七）单侧髂骨内旋

类似4字试验，患者仰卧，一只腿呈外旋置于对侧膝上。一手放在对侧髂前上棘位置，另一手放在屈腿膝关节上，先做一个股骨内旋，接着做一个外旋。在做股骨外旋时，通过臀部外旋肌的收缩，使髂骨更靠近骶骨，从而改善髂骨内旋。

## 二、功能锻炼

中医骨伤科具有动静结合的治疗原则，林创坚教授在临床上治疗骨盆疾病也十分重视功能锻练。

### （一）骨盆前倾

1. 加强伸髋肌群和腹部肌肉的力量

（1）臀大肌训练。臀大肌可通过做臀桥来锻炼，在做臀桥时屈腿并保持小腿垂直于地面，身体挺直，双臂自然放于身体两侧，不需用力，头放松，注意力放在臀部，用臀部的力量往上推，如果自觉动作简单，可加入弹力带负重。需要注意的是，最高点不要超过膝盖、髋关节、肩关节三点一线的高度，如果把髋往上顶，顶髋幅度过大，竖脊肌会发力过多，反而会让骨盆前倾恶化。

（2）腹肌训练。腹肌训练可做平板支撑，平板支撑要求踝关节、髋关节、肩关节保持在一条直线，大臂垂直地面，骨盆保持中立位。从肌肉发力状态来看，后倾位时竖脊肌处于拉伸状态，中立位时竖脊肌处于收缩状态，而前倾位时竖脊肌就已经紧张了，因此需要做的不是骨盆中立位，而是骨盆后倾位。骨盆后倾位，腰椎部位是往上拱的，正好与向下的重力做对抗，这无论是对腹部肌肉的激活还是训练效果都优于中立位。

2. 放松屈髋肌群和腰部肌肉以使其恢复弹性

（1）婴儿式拉伸。跪位，臀部坐于足跟。双臂伸直，向前俯身，腹部贴近大腿。肩部放松，同时缓慢向地面靠近，感受大腿后侧及背部的拉伸。

（2）髂腰肌拉伸。髂腰肌可通过"低位弓步"这个动作来拉伸，具体做法是：先从站姿状态往后撤一大步，然后将后侧腿的膝盖、脚背贴地，同时需要保持双脚的位置不在同一直线，尽量分开可更好地保持平衡，接着身体挺直，骨盆去到中立位，伸直手臂，头朝上看，同时延展脊柱向上。后侧膝盖不要垂直地面，应尽量往后，以减少膝关节的支撑，降低膝关节压力，而前侧腿则尽量保持大小腿夹角为90度，全脚掌着地，小腿垂直地面。

3. 强化生活中采取正确姿势的意识

调整姿势最主要的是调整4个位置：头、手肘、腰背、臀部。首先，头尽量抬起来，不要低头；其次，手肘处最好有支撑物；再次，调整腰背的姿态，腰背伸直，腰椎保持正常生理曲度；最后，调整臀部的位置，尽量让大腿根部的位置坐在凳子上，让大腿和躯干保持垂直。

骨盆前倾不仅要考虑骨盆周围的肌肉，而且要考虑其他部位，比如膝关节、踝关节周围的一些肌肉。

### （二）骨盆后倾

骨盆后倾的矫正方法很多，原则是放松紧绷的肌肉，加强无力的肌肉。

（1）放松练习：①用球按摩，放松大腿后侧（也可选择泡沫轴）；②大腿后侧拉伸；③身体前侧拉伸；④放松胸肌。

（2）加强练习：①弓箭步；②抬腿屈髋练习；③腰背肌练习；④划船，加强斜方肌和菱形肌。

### （三）骨盆侧倾

骨盆升高侧可松解腹外斜肌、腹内斜肌、腰方肌、竖脊肌、腰大肌、内收肌、背阔肌等；对于骨盆降低侧，则应该松解臀大肌、臀中肌。

1. 泡沫轴放松腹肌

（1）动作要领：侧卧，放松侧的上肢前屈，另一侧上肢保持自然放松，双腿保持自然伸直，用泡沫轴在髂骨和平齐乳头的位置上方来回滚动。

（2）强度要求：每组训练3~5分钟或至酸胀感下降，每天2组。

（3）注意事项：在训练过程中，身体保持中立位，不要旋转，呼吸保持顺畅，不要憋气。

2. 泡沫轴放松背阔肌、竖脊肌

（1）动作要领：仰卧，上肢置于头后方，下肢屈髋屈膝，用泡沫轴放在背部下方来回滚动。

（2）强度要求：每组训练3~5分钟或至酸胀感下降，每天

2组。

（3）注意事项：如果有腰椎间盘突出症状要慎用，因为泡沫轴在滚动的过程中是不稳定的，可能会加重症状。还要注意自然、缓慢地呼吸，运动时请勿憋气。

3.　泡沫轴松解髂胫束

（1）动作要领：侧卧，用泡沫轴放在背部下方来回滚动。

（2）强度要求：每组训练3~5分钟或至酸胀感下降，每天2组。

（3）注意事项：在训练过程中如果腰部有不适感，训练强度要减轻。注意自然、缓慢地呼吸，运动时请勿憋气。

4.　蚌式开合强化臀中肌

（1）动作益处：提高骨盆的稳定性，强化髋部外旋特别是臀中肌和外展肌的能力。

（2）动作要领：侧卧，屈膝。弹力带套在膝关节以上或大腿上方，保持骨盆的稳定性。呼气，上方的膝盖向上打开；吸气，缓慢还原。


## 三、传统疗法

电针、艾灸、拔罐、小针刀等传统治疗方法可舒筋通络，加速骨盆软组织的康复。另外，可选用微波、低频等物理因子疗法治疗，改善局部血液循环，达到消炎止痛的作用。

## 四、病案

王某，女性，64岁，无业。

【主诉】左臀部疼痛伴活动受限半天。

【初诊】患者早上从床上落下，左臀部着地。左臀部疼痛伴活动受限，不能端坐、站立、行走，只能以健侧在下的姿势侧坐或侧躺。舌淡红，苔薄白，脉弦。

【查体】腰椎无明显压痛，左侧腹股沟中点无压痛，左侧骶髂关节处压痛、叩击痛，直腿抬高试验阳性，加强试验阴性，左侧4字试验阳性，双下肢不等长明显。左下肢无纵轴叩击痛。

【辅助检查】腰椎正侧位片示腰椎无异常。左髋正斜位片未见骨折征。骨盆正位片示：①左髂骨影较短；②左侧有较小的闭孔投影；③左股骨升高。

【诊断】左侧髂骨向前向上。

【辨证】气滞血瘀。

【治则治法】行气活血，祛瘀止痛。

【治疗】先用侧卧位揉法使腰部及大腿肌肉放松，再用手法纠正。

【疗效】予门诊手法、针灸、微波治疗，配合中药，治疗5次后，患者可自行下地缓慢行走。随访1年余未见复发。

第八章

内科疾病

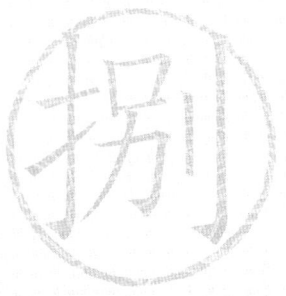

## 《 第一节 》
## 哮喘

### 一、对疾病的认识

哮喘是因过敏原或非过敏因素引起的一种支气管反应性增高的疾病，通过神经、体液导致气道出现可逆性的痉挛、狭窄。本病的病因和发病机制尚未完全明了。但遗传、过敏体质对本病的形成影响很大。多数患者有婴儿湿疹、过敏性鼻炎，对某些食物、药物有过敏史。哮喘在临床上表现为发作性的带有哮鸣音的呼气性呼吸困难，持续数分钟至数小时，可自行或经治疗后缓解，严重时可延续数天至数周或呈反复发作病程。长期反复发作常并发慢性支气管炎和肺气肿。本病可发生于任何年龄，但半数以上在12岁前起病。成年男女发病率大致相仿。

### 二、临床表现

发病前有鼻痒、喉痒、喷嚏、胸闷、咳嗽，常由吸入花粉、尘埃、冷空气诱发（外源性、过敏性哮喘），或者由上呼吸道感染诱发（内源性、感染性哮喘）。此外，药物（阿司匹林、吲哚美辛、普萘洛尔等）和运动亦可诱发。

典型表现为突发呼气性呼吸困难，两肺广泛哮鸣音，经数分钟至数小时后喘息缓解，继而咳出大量黏稠痰液。部分患者以刺激性咳嗽症状为主。若治疗无效，哮喘将持续24小时以上，患者出现极度呼吸困难、烦躁或意识障碍、大汗、紫绀症状，提示为哮喘持续状态。

## 三、诊断及鉴别诊断

1. 诊断

多数患者有反复发作的喘息、胸闷或咳嗽等症状，发作时有呼气性呼吸困难，肺部有广泛的哮鸣音，支气管解痉剂能使病症缓解，诊断并无困难。

2. 鉴别诊断

（1）心源性哮喘：多伴有高血压心脏病、冠状动脉粥样硬化性心脏病等病史和体征，表现为咳血性泡沫痰，双侧肺底可听到湿啰音，胸部X线检查有心脏增大、肺充血征。

（2）支气管肺癌：肺癌的呼吸困难、哮喘等症状常缺乏诱发因素，多呈进行性加重而很少能完全恢复正常，支气管扩张剂疗效不显，并有咳嗽、痰中带血等症状。痰癌细胞、纤维支气管镜、CT或支气管造影等检查可进一步鉴别。

## 四、林创坚教授手法治疗哮喘的经验

首先要辨明本病之虚实。发作时痰阻气道，肺气失于肃降，表现为邪实之证；如反复发作，气阴耗损，肺、脾、肾渐虚，则为正虚。推拿治疗以平时哮喘（缓解期）为主要治疗阶段，通过手法和练功达到益气、健脾、固肾之功效，从而增强患者体质，提高免疫功能。

（1）治疗原则：益气，健脾，固肾。

（2）常用穴位：定喘、肺俞、脾俞、肾俞、命门、中府、云门、内关、鱼际、足三里、丰隆等穴。

（3）常用手法：擦法、指揉法、摩法、拿法等。

（4）手法治疗介绍：

患者取仰卧位，医者坐于患者右侧，先以指摩法施于锁骨下窝部中府、云门穴以通肺气，左右两侧各1～2分钟；再指揉膻中穴1～2分钟以宽胸理气；最后以鱼际揉法施于下腹气海、关元穴3～5分钟以温补肾气，结束仰卧位胸、腹操作。

继以上述体位指揉双上肢内关穴以宽胸除烦，约1分钟；指揉双下肢足三里穴1～2分钟以健脾。

患者取坐位，医者立于其一侧或后方，以双指揉法施于定喘、肺俞、脾俞、肾俞穴。每穴1～2分钟，有定喘益气、健脾、固肾之效。继而以小鱼际为着力点，在两侧胁肋部用擦法自上而下反复往返，横擦腰部肾俞、命门穴。对有喘息的患者，上肢可加指揉双侧鱼际穴，以有酸胀得气感为佳，手法力度由轻到重，以患者能忍受为准。下肢可加双侧丰隆穴的指揉法，要求同上。另外，可加强定喘、肺俞穴的指揉。

## 五、自我保健

（1）指揉内关、鱼际、足三里、丰隆等穴，每穴1～2分钟，以有得气感为佳。

（2）指摩中府、云门、膻中等穴，每穴1~2分钟。

（3）指揉每一肋间隙，擦胸胁部。

（4）坚持做胸式、腹式呼吸训练。

## 第二节

# 胃脘痛

## 一、对疾病的认识

胃脘痛简称胃痛，是指上腹部近心窝处发生疼痛。胃脘痛多是由于脾胃受损、气血不调所引起的胃脘部疼痛的病症，相当于现代医学的急慢性胃炎、消化性溃疡等消化道症状。

## 二、临床表现

该病以胃脘部疼痛为主，兼见痞满、胀闷、嗳气、吐酸、胁胀、腹胀等，常反复发作，久治难愈。随着保健意识的增强，人们逐渐崇尚自然疗法，推拿就是最好的自然疗法之一。

## 三、林创坚教授手法治疗胃脘痛的经验

（1）患者取俯卧位，医者点按双侧脾俞、胃俞。然后在左侧背部用滚法治疗，重点在背部疼痛反射区。再用掌根快速搓揉左背部至发热发红。再嘱患者取仰卧位，医者点揉患者上

脘、中脘、内关、足三里等穴，力度较重，以酸麻胀痛为度。

（2）如发现患者胸椎棘突可触及偏歪、叩痛、压痛，并扪及条索状物，可行胸椎推按法。患者取俯卧位，医者立于其左侧，右手掌根按压患椎棘突，左手置于右手背上，嘱患者深呼吸，在呼气末时，医者右手掌根用力由后上往前下方推按，此时可闻及关节复位响声，术毕。

（3）点推足底胃、十二指肠、腹腔神经丛及脊柱（偏重胸椎）反射区，力度感觉以酸痛为度。

胃脘不适多由忧思郁怒、肝木横逆犯胃或饮食劳倦、损伤脾胃之气所致。运用推拿手法治疗胃脘痛，方法简单、直接，效果明显，立竿见影，患者较容易接受。推拿点按背部脾俞、胃俞和掌搓左背部反射区，旨在调理脾胃、温中散寒、通经止痛。点按揉上脘、中脘、内关、足三里等穴，可起健脾和胃、扶正培元、调理中焦气运、健脾养心、调理肠胃之功。

林创坚教授发现，胃脘痛症状常与胸椎小关节错位有关。因胸脊柱积累性损伤或退行性变，使胸椎小关节稳定性减弱，在外伤或不明显外力作用下导致小关节发生解剖位移时，神经根和交感神经受到椎间孔刺激或压迫；另外，受到其周围软组织肿胀、粘连及创伤性炎症的刺激，使交感神经和迷走神经协调功能紊乱，导致其支配的胃肠功能失调而出现相应的胃脘痛症状；迁延日久尚可进一步加重胃、十二指肠局部组织的损害。通过胸椎推按法可纠正胸椎小关节解剖位移，消除交感神经和脊神经根的刺激或压迫，恢复脊柱内外力学平衡，使交感

神经和迷走神经功能重新平衡而达到治疗效果。临床发现，有
的患者虽无胸椎明显阳性位移，但通过胸椎推按法整复，均可
达到满意的治疗效果。

## 四、病案

患者肖某，女性，55岁，职工。

【主诉】胃脘痛2个月。

【初诊】患者生气后感胃脘痛，治疗未见效。平素爱卧床
高枕看电视。

【查体】双侧腰背肌肉紧张，第6至第9胸椎横突向右侧
凸，第6至第9胸椎双侧棘突及椎旁压痛。

【辅助检查】X线片示脊柱侧弯。

【诊断】胃脘痛。

【辨证】肝郁气滞。

【治则治法】疏肝解郁，行气止痛。

【治疗】当天上午，患者经胸椎推按法整复后症状明显减
轻，晚上做家务时才再次出现。次日再做手法复位，并要求患
者纠正不良姿势，睡保健枕，做耸肩、扩胸等保健操。

【疗效】连续治疗7天后，患者胃脘痛无复发。

## 第三节

# 胃下垂

## 一、对疾病的认识

胃下垂是由于膈肌悬力不足，支撑内脏的韧带松弛，或者腹内压降低，腹肌松弛，导致站立时胃大弯抵达盆腔，胃小弯弧线最低点降到髂嵴连线以下，常伴有十二指肠球部位置的改变。正常人的胃在腹腔的左上方，直立时的最低点不应超过脐下两横指，其位置相对固定，这对于维持胃的正常功能有一定作用。中医学认为本病的主要病因是长期饮食失节、七情内伤或劳伤过度，导致中气下陷，脾胃失和，饮食减少，味不能归于形，使形体消瘦，肌肉不坚而形成胃下垂；或者先天禀赋薄，或分娩后腹肌松弛，这些均可使肌肉不坚而形成胃下垂，引起脾胃功能失调。本病是虚证，但因运化受阻亦可夹湿、夹饮，瘀血内停，故多呈虚实夹杂，正虚邪实。

## 二、临床表现

轻度胃下垂多无症状，下垂明显时可有消化系统症状，如易饮、厌食、恶心、嗳气，亦可有便秘、腹泻，或者交替性腹泻及便秘。有时伴身部隐痛，可伴有其他内脏下垂之表现，如站立性昏厥、低血压、心悸、乏力、眩晕等。肋下角常小于

90度，下腹隆起，上肢部压痛点可因卧立体位变动而不固定，因胃排空延缓而出现振水声。其他内脏下垂，如肝、肾、结肠及子宫等的下垂，有时须借助X线、超声等检查确诊。

## 三、中医辨证

本病临床常见症状及表现特点如下。

（1）脾气虚弱：面色萎黄，语言低微，精神倦怠，乏力气短，纳呆，脘腹重坠，胀满，嗳气不舒，食后加重，舌淡，苔白，脉缓弱。

（2）肝胃不和：两胁胀满，呃逆，嗳气，嘈杂吞酸，善叹息，苔薄腻，脉弦。

（3）虚寒夹饮：脘腹坠胀不适，食后加重，喜暖喜按，心下悸动，水走肠间，汩汩有声，恶心，呕吐清水痰涎，便虚，舌淡，苔白滑，脉沉细。

（4）胃络瘀湿：胸膈痞塞，脘腹胀坠，脐上刺痛，按之濡软，恶心，形体消瘦，面色晦暗，舌暗淡或有瘀斑，苔薄，脉沉细或涩。

## 四、林创坚教授手法治疗胃下垂的经验

治疗原则：补中益气，健脾和胃。

林创坚教授临床常选用膻中、天枢、气海、关元、脾俞、胃俞、大肠俞、足三里、百会、公孙等穴，并运用揉法、摩法、按法、拿法以及一指禅推法等推拿按摩手法治疗，具有较

明显的效果。

（1）取膻中、中脘、气海、关元、天枢、足三里、脾俞、胃俞等穴。手法：①患者取仰卧位，医者坐于患者右侧，先用一指禅推法自膻中向下经中脘、气海至关元止，约3分钟，然后用拇指按揉天枢、气海穴，每穴1分钟。再将四指并拢，以螺纹着力，根据胃下垂程度自下向上边颤边托，同时随患者呼吸时腹部上下起伏而用力，约3分钟。接着用一指禅推法施治于足三里穴，约2分钟。②患者取俯卧位，医者仍坐于原处，用一指禅推法施治于脾俞、胃俞，约2分钟，再用按揉法顺膀胱经自上而下往返4~5次。③患者取坐位，将其左臂和肘弯曲放于背后腰臀部。医者以右手四指并拢，掌心向上，从左肩胛骨内下缘向斜上方插入肩胛骨与肋骨之间2~3寸（1寸≈3.33厘米），同时左手掌心顶住患者左肩峰，两手呈合拢之势，持续1~2分钟后，患者即感胃有上提之意，随之缓缓将右手收回，进出2~3次。同法用左手插右肩胛骨内下缘。上法每天或隔天1次。

（2）取脾俞、胃俞、大肠俞、三焦俞、承山、关元、足三里、公孙、印堂、百会、合谷等穴。手法：①患者取俯卧位，医者坐于或立于其体侧，以手掌推、揉，多指揉，拇指交替按压背腰两侧膀胱经，拇指按压脾俞、胃俞、大肠俞，约5分钟。两掌分置于胃俞、三焦俞处用震颤法，约2分钟。提拿腰背部两侧肌肉，揉拿小腿部承山穴，约2分钟。②患者取仰卧位，医者坐于其体侧，用手掌推摩腹部5分钟，再用拇指按压（加颤）关元、中脘穴约3分钟，然后用多指提拿两侧腹肌，约2分钟。

用拇指按揉足三里、公孙穴，每穴2分钟。③在颈部做大鱼际揉法，约2分钟。再用拇指按揉印堂、百会、合谷穴，每穴1分钟，配合深呼吸上提两臂。上法每天或隔天1次。

（3）胃下垂患者自我保健法简介如下。①仰卧抬腿：患者取仰卧位，双下肢伸直，交替抬高5～6次。②收腹抬双腿：患者取仰卧位，双下肢伸直，双下肢同时抬高并收腹5～6次。③仰卧踏车：患者取仰卧位，双下肢交替"踏车"（即双下肢模拟踩自行车样做踏车动作），约2分钟。④仰卧抱膝：患者取仰卧位，双下肢屈髋屈膝，双手抱膝约5分钟。⑤仰卧起坐：患者取仰卧位，双手抱头，做收腹动作，起坐，再回复至仰卧位，如此重复约20次。⑥屈膝抬臀：患者取仰卧位，屈膝，双足平踩床面，使臀离开床面，约20次。上法隔天1次。

## 五、预防与护理

胃下垂多见于体形较瘦弱、腹肌松弛者。患者应适当地进行体育锻炼，增加肌力，选择有营养、易消化的食物，少食多餐，禁止暴饮暴食，进餐后要平卧一段时间，这些均有利于恢复。配合以上方法进行按摩亦可取得很好的治疗效果。

# 第四节

# 便秘

## 一、对疾病的认识

便秘是指大便艰涩难通和两次大便间隔时间延长的一种病症。艰涩难通指排解困难，间隔时间延长指大便次数比平时减少。

## 二、病因病机

便秘的基本病机是腑气不通。虚证多因中气不足和肺气耗散，无力传导。实证多因胃肠积热，热盛则灼伤津液，津枯肠燥，大便干涩，甚则如羊粪。肝胆不舒，气机逆乱，也是便秘的原因之一。

## 三、辨证思路

1. 辨虚实

（1）实证：粪质干燥坚硬，常伴腹胀拒按、口苦口臭、口腔溃疡、睡眠不安等症状。

（2）虚证：病程较长，粪质不甚干结，但欲便不出或便出不畅，腹胀喜按，常伴神疲乏力、面白无华等表现。

2. 辨寒热

（1）热证：多有面赤身热、口干、尿黄、腹胀腹痛、舌红、苔黄等症状。

（2）寒证：常见四肢不温、面色青白、喜温恶寒、小便清长、舌淡、苔白等表现。

## 四、治疗原则

便秘的治疗原则以通下为主。实证以攻邪为务。虚证急则治标，亦应通下。通下后，辅以滋阴润燥或益气温阳等治法。

## 五、林创坚教授手法治疗便秘的经验

（1）揉天枢30次。

（2）揉关元30次。

（3）手掌按在下腹部，顺时针旋转摩运50次。

（4）按揉脾俞30次。

（5）按揉胃俞30次。

（6）按揉支沟30次。

（7）按揉合谷30次。

（8）按揉足三里30次。

（9）以掌心或掌根紧贴小腿，由上至下拍击小腿后肌10次。

（10）提拿搓揉小腿后肌10次。

❧ 第五节 ❧<br>痛经

## 一、对疾病的认识

痛经指行经前后或月经期出现下腹部疼痛、坠胀等表现，常伴有腰酸或其他不适，症状严重时影响生活质量。

## 二、病因病机

痛经分原发性（以未婚女青年为主）和继发性（以已婚妇女为主）两种，为气血运行不畅所致。可辨其寒、热、虚、实属性，分为气滞血瘀、寒湿凝滞、气血虚弱3种类型。推拿治疗痛经的原则是行气活血，调摄冲任。

## 三、林创坚教授手法治疗痛经的经验

（1）患者取仰卧位，医者坐于或立于其侧，先以关元穴为中心，顺、逆时针单掌摩少腹部36次，继而从脐向下经关元、气海穴直至耻骨施以一指禅推或掌推3~5分钟，再将双掌分放脐旁，沿少腹两侧向下做弧形擦法，反复操作，以热为度。

（2）患者取仰卧位，腰部垫枕，医者以两手四指由胸两旁伸至背部，中指相对置于第7胸椎棘突旁，两手拇指扶定胸胁，其余三指自然散开，用力从后向前推抹至胸胁部期门穴止，反复操作若干次。

（3）患者取仰卧位，医者自其大腿内侧向下到内踝部揉拿5~10遍，着重点按三阴交穴。通畅3条阴经，调益气血。

（4）患者取俯卧位，腹下垫枕，医者以一指禅推法自背沿脊椎两旁向下至腰骶部操作，往返数遍，同时按揉肝俞、脾俞、胃俞、肾俞、气海俞、大肠俞等穴各1分钟，再以掌侧小鱼际横擦腰骶，着重于肾俞、志室、八髎穴，以热透小腹为度。

随症加减：

●寒湿凝滞型：症见经期或经前少腹冷痛，甚至牵连腰背疼痛，得热则舒，行经量少，色暗有血块，畏寒便溏，苔白腻，脉沉紧。

操作：双掌从背部向下至腰骶，直擦脊椎两旁肌肉，以热为度。点按关元穴1分钟。按揉命门穴3分钟。

●气滞血瘀型：症见经期或经前少腹胀痛，行经量少，淋漓不畅，血色紫暗并有瘀块，块下则疼痛减轻，胸胁乳房作胀，舌质紫暗，舌边有瘀点，脉沉弦。

操作：指、掌按揉章门、肝俞、膈俞穴各1分钟。拿揉血海、阴陵泉穴各1分钟。双掌相叠置于患者气海、关元穴处，以振法操作3分钟。

●气血虚弱型：症见经期或经净后少腹绵绵作痛，按之痛减，经血淡，质清稀，面色苍白，精神倦怠，舌淡苔薄，脉虚细。

操作：点按曲池、足三里穴各1分钟。捏拿两侧腰背肌，从下向上12~18遍。

# 第六节

# 头痛

## 一、对疾病的认识

头痛在临床颇为常见，可因多种原因引起，分为颈源性头痛、偏头痛、外感头痛、内伤头痛等。

## 二、病因病机

头痛的病因复杂，有外感头痛与内伤头痛之分。中医分析外感头痛可因风寒、风热、暑湿引起，内伤头痛可因肝阳上亢、血虚不荣、痰瘀阻络、肾虚失充等引起。治疗原则为疏经通络止痛。

## 三、林创坚教授手法治疗头痛的经验

1. 头面部操作

患者取坐位或仰卧位，医者行一指禅"小8字"和"大8字"推法，反复分推3~5遍。继之指按揉印堂、神庭、攒竹、鱼腰、太阳、百会、四神聪等穴，每穴约1分钟；结合抹前额3~5遍；从前额发际处至风池穴处做五指拿法，反复3~5遍。行双手扫散法约1分钟；指尖击前额部至头顶，反复3~6遍。

2. 颈肩部操作

患者取坐位或俯卧位。用一指禅推法沿项部膀胱经、督脉上下往返操作，结合揉、拨、推上述穴位3~5分钟。继之拿风池穴、项部两侧肌群、肩井穴各半分钟，在项、肩、上背部施以揉法约2分钟。

3. 林创坚教授治疗各种头痛的手法经验

（1）颈源性头痛：在颈项、肩及上背部的阿是穴处施以指揉、指拨、指推法3~5分钟，用力由轻到重，以患侧为主，注意点线、点面结合，必要时采用整复颈椎手法。

（2）偏头痛：在太阳、头维穴区行一指禅推法，以较重力量按揉风池穴3~5分钟。

（3）外感头痛：在项背部太阳经施一指禅推法，重点按揉风池、风府、肩井、大椎、肺俞、风门、定喘、曲池、合谷穴3~5分钟。擦背部两侧膀胱经，以透热为度。

（4）内伤头痛：

①肝阳头痛：指按揉肝俞、阳陵泉、太冲、行间穴，每穴约1分钟；推桥弓约30次，两侧交替进行；扫散法操作20次。

②血虚头痛：指按揉中脘、气海、关元、足三里、三阴交、膈俞穴，每穴约1分钟；掌摩腹部5分钟左右；擦背部督脉，以透热为度。

③痰浊头痛：用一指禅推法推中脘、天枢穴各约2分钟；摩腹部5分钟左右；指按揉脾俞、胃俞、大肠俞、足三里、丰隆穴，每穴约1分钟。

④肾虚头痛：指按揉肾俞、命门、腰阳关、气海、关元、太溪穴，每穴1～2分钟；擦背部督脉、腰骶部，以透热为度。

⑤瘀血头痛：分抹前额1～2分钟；指按揉攒竹、太阳穴，每穴1～2分钟；指按揉合谷、血海、太冲穴，每穴约1分钟；擦前额部，以透热为度。

## 四、其他疗法

（1）中药。茶叶、川芎、白芷代茶饮。

（2）针灸。

主穴：百会、太阳、风池、合谷。

配穴：风寒者配风门拔罐，风热者配曲池，风湿者配阴陵泉、头维，前头痛配印堂、合谷，偏头痛配外关、足临泣，后头痛配天柱、昆仑，巅顶痛配四神聪、太冲。

（3）刮痧。四主穴（百会、太阳、风池、合谷）至肩井一带。

## 五、注意事项

（1）头部疾病较复杂，临床应首先辨病，结合辨证，再排除脑脓肿、脑血管疾病急性期、颅内占位性病变、脑挫裂伤、外伤性颅内血肿等颅内器质性疾病后施以手法治疗，一般均能缓解，尤以偏头痛、肌收缩性头痛、感冒头痛、高血压头痛疗效显著。临床中要仔细辨别，如为脑病所致的头痛，需中西医结合，及时治疗原发病变。

（2）手法宜轻柔，渗透力要强。

## 六、病案

患者陈某，女性，48岁，程序员。

【主诉】头痛3年。

【初诊】患者3年前受凉后出现头痛，当时伴有恶心、呕吐，头颅CT未见异常，经口服中药后症状时好时坏。近3年来反复出现头痛，以右侧为著，每遇情绪激动或休息欠佳时头痛发作剧烈，部位固定不移。该患者现情绪较烦躁，精神差，舌质黯，苔薄白，脉沉涩。

【诊断】头痛。

【辨证】肝气郁结，气滞血瘀。

【治则治法】疏肝行气，祛瘀止痛。

【治疗】推拿手法治疗，重点按揉风池、风府、太阳、头维、肝俞、阳陵泉、太冲、行间穴。

【疗效】经上述手法治疗后，患者头痛减轻，连续推拿10次后，已无头痛症状，2个月后回访未再复发。

## ❀ 第七节 ❀
# 失眠

## 一、对疾病的认识

失眠是指经常不能获得正常的睡眠。轻者入睡困难或眠而不酣，时睡时醒，醒后不能再入睡，严重者可彻夜不眠。古代中医文献称为"不寐"。常伴有头晕、头痛、心悸、健忘等症状。

## 二、分型

（1）心脾两虚：多梦易醒，心悸健忘，神疲乏力，面色无华，饮食无味，舌淡，苔白，脉细。

（2）阴亏火旺：心烦失眠，头晕耳鸣，五心烦热，舌红，少苔，脉细数。

（3）痰热内扰：失眠，头重胸闷，心烦口苦，目眩，苔黄腻，脉滑数。

（4）肝郁化火：失眠，急躁易怒，目赤口苦，舌红，苔黄，脉弦。

（5）胃失调和：胃脘不适，嘈杂反酸，口臭，舌红，苔黄，脉滑。

## 三、治疗原则

总则：健脾安神。

虚证：滋阴养血，安神定志。

实证：疏肝清热，化痰。

通过不同的推拿手法，疏通气血，改善组织供氧、供血的能力，抑制过高的神经兴奋作用，对神经系统产生镇静、催眠等作用。

## 四、林创坚教授手法治疗失眠的经验

（1）患者取坐位，医者先用推法或揉法，从印堂开始向上至神庭，往返5～6次，再从印堂向两侧沿眉弓至太阳，往返5～6次；然后以推法沿眼眶周围治疗，往返3～4次；最后从印堂沿鼻两侧向下经迎香沿颧骨至两耳前，往返2～3次。治疗过程中以印堂、神庭、睛明、攒竹、太阳穴为重点。

（2）患者取俯卧位，医者先以滚法沿其脊柱两侧操作，再配合揉、点按心俞、厥阴俞、脾俞、胃俞、肾俞等穴，操作5分钟。

## 五、失眠常用穴位

1. 运百会

（1）方法：坐位或卧位，闭目静息，示、中二指指腹置于百会穴处，先顺时针按揉30次，再逆时针按揉30次。

（2）作用：可提运清阳，益脑利窍。

2. 按风池

（1）方法：坐位，两手拇指按在两侧风池穴上，两小指各按在两侧太阳穴上，其余手指散置在头部两侧，然后两手同时用力，按揉风池、太阳穴及侧头部1分钟。

（2）作用：可祛风散邪，清利头目。

3. 揉神门

（1）方法：坐位，右手示、中二指相叠，示指按压在左手的神门穴上，两小指各按在两侧太阳穴上，其余手指散置在头部两侧，然后两手同时用力，按揉神门、太阳穴及侧头部1分钟。

（2）作用：可宁心安神。

4. 拍心区

（1）方法：坐位或卧位，右手虚掌拍击左乳上心区50次。

（2）作用：可清心散邪。

5. 按脘腹

（1）方法：卧位，左右手分别横置于中脘穴和关元穴上，随呼吸动作，吸气时向下按压中脘穴，呼气时向下按压关元穴。一呼一吸为一次，计20次。

（2）作用：可理气和胃。

6. 擦肾俞

（1）方法：坐位，屈肘，双手掌根紧贴腰两侧肾俞穴，稍用力上下擦动穴位周围，以透热为度。

（2）作用：可温运肾气。

7. 擦涌泉

方法：在双侧涌泉穴摩擦至发热为止。

8. 揉安眠

方法：卧位，闭目。和缓地深呼吸10次后，用双手中指指腹轻轻按揉两侧安眠穴5～10分钟，全身放松入睡。

9. 辨证配穴

（1）心脾两虚：加心俞、脾俞、内关穴。

（2）阴亏火旺：加太溪、三阴交穴。

（3）痰热内扰：加丰隆、内庭穴。

（4）肝郁化火：加太冲、三阴交、侠溪穴。

（5）胃失调和：加中脘、足三里、太冲穴。

## 六、注意事项

失眠患者应坚持适当的体育锻炼，如慢跑、快走、游泳、太极拳等。对由器质性病变引起的失眠，应重视病因的治疗。避免情绪过于激动，避免暴饮暴食，避免晚上喝茶、咖啡等刺激性饮料。

## 七、病案

患者叶某，男性，41岁，文员。

【主诉】失眠10余年，加重2个月。

【初诊】既往失眠病史10余年，每晚口服地西泮片方可入睡，自觉心率快，时作心悸，白天精神尚可，时有头痛，口干喜饮，纳食可，大便调，易急躁，舌红，苔黄，脉弦。

【诊断】失眠。

【辨证】肝郁化火。

【治则治法】疏肝解郁，清热化火。

【治疗】患者取坐位，医者先用推法或揉法，从印堂开始向上至神庭，往返5~6次，再从印堂向两侧沿眉弓至太阳，往返5~6次；然后以推法沿眼眶周围治疗，往返3~4次；最后从印堂沿鼻两侧向下经迎香沿颧骨至两耳前，往返2~3次。治疗过程中以印堂、神庭、睛明、攒竹、太阳穴为重点。

【疗效】经治疗后，患者当天睡眠有所改善，不用服用地西泮片亦能入睡。隔天推拿1次，10次后，患者睡眠明显改善。

# 第八节
# 面瘫

## 一、对疾病的认识

面瘫是以一侧面部麻痹、口眼歪斜为主要症状的一种疾病。中医又称"口眼歪斜""口角歪斜""歪嘴风""口歪"。

## 二、病因病机

周围性面瘫主要病理机制：骨性面神经管仅能容纳面神

经通过，一旦发生缺血、水肿，则会出现缺血及坏死的恶性循环，使面神经受损，甚至出现神经脱髓鞘。

## 三、临床表现

1. 症状

（1）发病突然，常于夜间发病，3天左右达到高峰。

（2）患侧面部板滞、麻木、松弛。

（3）进食时食物停留于患侧齿颊间。

（4）患侧耳后、耳下、面部疼痛，舌前2/3味觉减退或消失，听觉过敏。

（5）或伴流泪、流涎。

2. 体征

（1）额纹变浅或消失。

（2）眼睛闭合不良，眼裂变大。

（3）鼻唇沟变浅或消失。

（4）人中沟歪、露齿时口角歪向健侧。

（5）蹙额、皱眉、吹口哨、鼓颊困难。

## 四、林创坚教授手法治疗面瘫的经验

（1）常用法。治疗面瘫时，可让患者仰卧在床上，医者坐在一旁。①先用一指禅推法推印堂、攒竹、鱼腰、丝竹空、迎香、地仓、下关、颊车等穴，往返3~5分钟。②再用鱼际揉法，施于以上部位，患侧做重点治疗。③接着按睛明、四白、阳白、上关穴3～5分钟。④由眉上向下外方至耳前，再由地仓向外上方至耳前擦3～5分钟。⑤患者改坐位，医者站于其身后，以一指禅推法或揉法，取风池、天柱穴及项部，推或揉3～5分钟。⑥取风池、合谷穴，拿3～5分钟。

（2）五线推拿法。取穴：①承浆→颊车→下关→头维。②承浆→地仓→瞳子髎→太阳→头维。③对侧迎香→人中→迎香→承泣→瞳子髎→太阳→头维。④对侧地仓→承浆→颊车→翳风→风池。⑤对侧承泣→迎香→人中→迎香→下关→翳风→风池。

方法：用拇指沿患侧五条穴位方向线以直推和旋转推法交替治疗，速度不宜快，用力要以患者能耐受为度。持续5分钟，上述方法可重复操作1次。每天治疗1次，每次30分钟，10次为1个疗程。

（3）腧穴推拿法。取穴：印堂、阳白、睛明、四白、迎香、下关、颊车、地仓、风池、合谷、足三里。

方法：医者用拇指指端、螺纹面或偏峰着力于施治部位，沉肩、垂肘、悬腕，运用腕部的灵活摆动带动拇指关节做屈伸活动，在经络及穴位上产生一种轻重交替、持续不断的作用力。令患者取仰卧位，医者立于患侧，以患侧颜面为主，健侧颜面为辅，用一指禅推法轻柔地沿印堂、阳白、睛明、四白、迎香、颧骨、下关、颊车、地仓的路线往返治疗15～20分钟之后，患者改坐位，医者立于其后侧，以同法施于风池穴及颈部5分钟，最后，拿风池、合谷、足三里穴结束治疗。每天1次，10次为1个疗程。

（4）穴位点推法。①一指禅推法：以一手拇指从睛明穴开始，沿眼眶上缘至太阳、丝竹空、阳白、鱼腰、攒竹、迎香、地仓、承浆、颊车、下关穴，推至穴位时稍长些，如此反复，约10分钟。②一指点按法：继上法后用示指或中指指腹沿推法路线穴位点按，并加点按健侧合谷穴，必要时加人中穴，约3分钟。③一指震颤法：在上述穴位分别施以震颤约3分钟。④一手揉抹法：医者一手拇指及示指在眼眶和唇上、下缘行抹法，在睑部施以力度适宜的揉法，约5分钟。全程点推手法20～25分钟，每天1次，12次为1个疗程。

（5）悬吊推按法。用拇指从患者侧面部耳前推起，路经上关、下关、大迎、地仓、迎香、人中、承浆穴，向患侧对应部位推按数十次，然后，用麝香虎骨膏（或风湿止痛膏、狗皮膏等）将下垂肌肉向上悬吊，每天推按1次，15天为1个疗程。

## 五、病案

患者，男性，35岁，文员。

【主诉】口眼歪斜1个月余。

【初诊】患者1个月前出现右侧外耳疼痛不适，予外耳道滴药治疗，夜间汗出较多，未予保暖，次晨起发现口眼歪斜，至当地医院查头颅CT未见明显异常，予缓解神经水肿、消炎、抗病毒等治疗，效果不显，遂来诊。

【查体】神志清楚，精神可，体型中等，查体合作。头颅大小正常无畸形，双瞳等大等圆，直径约2.5毫米，对光反射灵

敏。右侧额纹变浅，蹙眉不能，右侧眼睑闭合不全，右侧鼻唇
沟变浅，口角下垂，歪向左侧，伸舌居中，鼓腮时右侧漏气。
露齿试验：右上1颗，右下0.5颗，左上、左下各4颗。

【辅助检查】患者入院后予完善检查，血常规、肝肾功能未
见明显异常。

【疗效】予维生素$B_{12}$肌内注射，口服甲钴胺分散片营养神
经，冲服中药汤剂补阳还五汤，配合穴位针刺，针刺后配合面
部闪罐。

【推拿法】先用一指禅推法推印堂、攒竹、鱼腰、丝竹
空、迎香、地仓、下关、颊车等穴，往返3~5分钟；再用鱼际
揉法，施于以上部位，患侧做重点治疗；接着按睛明、四白、
阳白、上关穴3~5分钟；后以一指禅推法或揉法，取风池、天
柱穴及项部，操作3~5分钟。7天为1个疗程，间隔3天再进行第
2个疗程。

【疗效】实施推拿疗法2个疗程后，患者面瘫告愈，随访
3个月未再复发。

# 第九章

# 儿科疾病

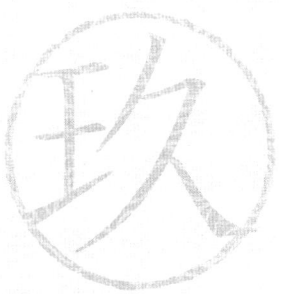

# ❧ 第一节 ❧
# 小儿推拿治疗原则

传统中医的治疗原则包括治未病、治病求本、扶正祛邪、调整阴阳和三因（因时、因地、因人）制宜等。林创坚教授认为，小儿推拿治疗原则还包括以下几点。

（1）对立原则：寒、热、虚、实为四种不同的状态，它们又两两组合为一个矛盾统一体。

（2）就近原则：儿科多属实证、热证，治疗方法当以祛邪为先，而祛邪正为推拿所长。祛邪之要领在于"邪有出路"，即祛邪总有一定路径。古人担心祛邪过程中邪气不受约束而弥散，从而使病证发生转变。因此，用最短路径和时间，迅速且切证地祛邪就成了中医治疗儿科疾病的基本原则，即就近（祛邪）原则。

（3）肃洁原则："肃"指整整齐齐，"洁"指干干净净。小儿生就"脏气清灵"，整齐与干净是健康的标准。肺不肃洁则咳喘，脾胃不肃洁则吐泻，肾不肃洁则淋浊，肝不肃洁则气郁痰生，心不肃洁则痒疮痛疹。因此，治疗疾病的本质在于使机体重新处于肃洁状态。

（4）阴平阳秘原则：这是治疗疾病的最高境界和终极目标。阴阳平衡包括天人之间的阴阳平衡和人体内部脏腑的阴阳平衡。人体脏腑阴阳平衡失调是脏腑辨证的重要内容。

（5）重视胃气原则：小儿脏腑娇嫩，不耐大寒大热，需时时顾护胃气，谨慎施治。

# ❁ 第二节 ❁
# 林氏小儿推拿辨证施治经验

## 一、脾胃病症的辨证与治疗

1. 寒湿困脾证

【临床表现】头身困重、疼痛、麻木，脘腹痞满，食欲不振，泛恶欲吐，大便溏薄，皮肤晦暗，黄疸如烟熏，苔白腻，脉濡，指纹滞。

【治则治法】温中化湿。

【处方】清补脾，运内八卦，揉外劳宫，揉一窝风，摩腹，揉脐，拿肚角。

2. 湿热蕴脾证

【临床表现】脘腹胀满、灼痛，呕吐酸苦，大便秽臭，或者发热，汗出而热不解，皮肤出疹，瘙痒，或者小便黄，身黄如橘子色，苔黄腻，脉滑，指纹滞。

【治则治法】燥湿健脾，清热利尿。

【处方】双清肠，清脾，清胃，推六腑，推下七节骨。

3. 食积胃肠证

【临床表现】脘腹胀满，疼痛拒按，纳呆厌食，嗳气酸馊，或者恶心呕吐，泻下酸腐臭秽，苔厚腻，脉濡，指纹滞。

【治则治法】消食导滞，健脾和胃。

【处方】清胃，清大肠，捏挤板门，掐揉四横纹，揉神阙并天枢，捏脊。

4. 脾气虚证

【临床表现】食少，饮食稍有不慎则便溏腹泻，食后脘腹胀满，肢体倦怠乏力，气短懒言，面色无华，舌淡，苔白，脉虚无力，指纹淡。

【治则治法】益气健脾。

【处方】补脾，清胃，揉腹，捏脊，推上三关，叩八髎，揉足三里。

5. 脾阳虚证

【临床表现】畏寒，四肢不温，脘腹冷痛，喜热熨，面色少华，食欲不振，大便溏薄，神疲，或者水肿，舌淡，苔白，脉细而迟，指纹淡。

【治则治法】温中健脾。

【处方】补脾，揉外劳宫，揉中脘，推上三关，摩腹，揉丹田，横擦腰骶，捏脊，揉足三里。

6. 脾气下陷证

【临床表现】头晕目眩，肢体倦怠乏力或痿软，少气懒言，食后腹胀，完谷不化，脱肛，或者胃下垂，肾下垂，舌淡，苔白，脉弱无力，指纹淡。

【治则治法】补中益气。

【处方】补脾，补大肠，推上三关，摩百会，揉气海、龟尾，推上七节骨，捏脊，肩胛擦法。

## 二、肺系病症的辨证与治疗

1. 风寒束肺证

【临床表现】恶寒，发热，鼻塞，流涕，喷嚏，痰稀薄，无汗，头痛，身痛，苔薄白，脉浮紧，指纹浮红。

【治则治法】散寒解表，宣肺止咳。

【处方】清肺平肝，掐揉二扇门，点小天心，揉外劳宫，头面四大手法，拿风池，拿风府，拿列缺。

2. 风热犯肺证

【临床表现】恶风，发热，流浊涕，咳嗽，痰黄，口渴，咽喉不利，汗出，苔薄黄，脉浮数，指纹浮。

【治则治法】疏风清热。

【处方】清肺平肝，清天河水，拿曲池，拿颈夹脊，头面四大手法，拿肩井。

3. 燥邪伤肺证

【临床表现】口干，鼻干或痒，咽干，耳干，干咳无痰，咽喉不爽，舌红，苔薄而干，脉浮数，指纹浮而滞。

【治则治法】肃肺润燥。

【处方】清肺平肝，揉二马，清天河水，揉天突，揉三阴交。

4. 风湿袭表证

【临床表现】全身酸胀困重，头痛且重，恶寒发热，汗出而热不解，胸闷，脘痞，恶心呕吐，苔白滑，脉濡，指纹青。

【治则治法】发散风湿，疏通经络。

【处方】清肺经，推上三关，清补脾经，头面四大手法，推背俞，拿风池并颈夹脊，拿肩井。

5. 痰热壅肺证

【临床表现】咳嗽，气喘息粗，黄痰黏稠，流浊涕，咽痛口渴，伴发热，烦躁不宁，尿少色黄，大便臭秽稀黄，舌红，苔黄腻，脉滑，指纹色紫。

【治则治法】清肺泻热化痰。

【处方】清肺经，运内八卦，揉掌小横纹，清天河水，拿肩井，揉肺俞，分推肩胛骨，分推腹阴阳。

6. 痰湿阻肺证

【临床表现】咳嗽重浊，咳声不扬，声嘶，鼻塞，气喘息粗，痰白黏稠，胸闷纳呆，苔白腻，脉滑，指纹滞。

【治则治法】燥湿化痰。

【处方】清肺平肝，运内八卦，揉掌小横纹，揉天突，掐左右端正，肃肺，揉膻中，开璇玑。

7. 肺阴虚证

【临床表现】干咳无痰或痰中带血，或者阵咳连连，咽干口燥，喉痒声嘶，五心烦热，盗汗，舌红，苔少，脉细数，指纹滞。

【治则治法】滋阴润肺。

【处方】清补肺经，补肾经，揉二马，"水底捞明月"，清天河水，揉肺俞。

8. 肺气虚证

【临床表现】自汗畏寒，反复感冒，咳嗽声低气怯，懒于言语，舌淡，苔白，脉虚弱。

【治则治法】补益肺气。

【处方】补肺经，补脾经，推上三关，揉肺俞，拿肩井，捏脊。

## 三、心系病症的辨证与治疗

1. 心气虚证

【临床表现】心悸不宁，胸闷，气短，自汗，动则尤甚，神疲，嗜睡，依偎父母，面色白，舌淡，苔白，脉细无力，指纹色淡。

【治则治法】益气补心。

【处方】补心，补脾，推上三关，揉内关，振揉膻中，揉心俞。

2. 心阳虚证

【临床表现】在心气虚的基础上出现畏寒肢冷，手足青紫，蜷缩，冷汗，舌淡胖或紫暗，苔白滑，脉沉迟而细，指纹紫滞。

【治则治法】益气温阳。

【处方】同心气虚治疗。加纵擦脊柱胸段两侧，横擦心俞，横擦关元、命门。

3. 心血虚证

【临床表现】心悸怔忡，夜啼，头昏，头痛，健忘，注意力不集中，面色无华，唇甲色淡，舌质淡，脉细弱，指纹色淡。

【治则治法】养心安神。

【处方】补心，补脾，揉神门，揉内关，揉心俞，揉足三里。

4. 心阴虚证

【临床表现】在心血虚的基础上出现两颧发红，夜啼，潮热，盗汗，舌体瘦小，少苔，脉细数，指纹深红。

【治则治法】滋阴清热。

【处方】心血虚治疗加"水底捞明月"，揉二马，揉三阴交，揉涌泉。

5. 心胆虚怯证

【临床表现】心悸不宁，易惊醒，夜啼，恶闻声响，苔白，脉细，指纹淡。

【治则治法】安神定志。

【处方】补心，清肝，掐揉五指节，揉内关，揉心俞，振膻中，揉百会及四神聪。

6. 心火亢盛证

【临床表现】夜卧不安，夜啼声洪，面赤口渴，小便黄，或者口舌生疮，肌肤疮疡，红肿热痛，舌红绛，脉数，指纹色绛或暗紫。

【治则治法】清心泻火。

【处方】清心，清小肠，捣小天心，掐总筋，"水底捞明月"，清天河水。

7. 痰迷心窍证

【临床表现】面色晦滞，泛恶欲呕，语言不清，喉中痰鸣；或者表情淡漠，神志痴呆，举止失常；或者突然仆地，不省人事，口吐痰涎，喉中痰鸣，两目上视，手足抽搐，口中猪羊般叫声，苔白腻，脉滑，指纹紫滞。

【治则治法】豁痰开窍。

【处方】补脾，清心，运内八卦，掐揉五指节，捣揉小天心，掐人中，开璇玑，掐老龙。

8. 痰火扰心证

【临床表现】口渴，烦扰不宁，夜啼，小便黄赤，大便秘结，精神错乱，神昏谵语，躁狂，妄动，舌质红，苔黄腻，脉滑，指纹绛。

【治则治法】清热化痰，宁心安神。

【处方】心肝同清，清小肠，清天柱骨，天突取吐，运内八卦，掐揉五指节，捣揉小天心，清天河水，按缺盆。

9. 心血瘀阻证

【临床表现】胸痛，面青，唇甲青，舌暗或有瘀斑瘀点，脉涩或结代，指纹滞。

【治则治法】活血化瘀，理气通络。

【处方】清补心，点心俞，运内八卦，揉内关，捣揉小天心，揉一窝风，拨极泉。

10. 小肠实热证

【临床表现】心烦口渴，口舌生疮，小便赤涩，尿道灼痛，尿血，舌红，苔黄，脉数，指纹紫。

【治则治法】清心导赤。

【处方】清心，清小肠，掐总筋，揉小天心，清天河水，揉二马，推箕门。

## 第三节

# 小儿桡骨小头半脱位

## 一、对疾病的认识

小儿桡骨小头半脱位又称"牵拉肘"，好发于5岁以下小儿，多因肘关节伸直和前臂旋前位时受到过度牵拉所致。手法治疗该病疗效肯定。

肘关节由肱尺、肱桡、上尺桡关节构成，桡骨头上凹与肱骨头相接，构成肱桡关节，外有关节囊，周围衬绕环状韧带。环状韧带在桡骨颈部仅为一纤维膜，其前下方更薄。

## 二、病因病机

由于小儿存在桡骨头与环状韧带发育不良、关节囊松弛等解剖特征，存在外伤、活动时关节内压异常改变（负压增大）等原因，当小儿前臂过度、过猛牵拉时，桡骨头向外滑移，环状韧带可卡压于肱桡关节内，或者环状韧带薄弱点撕脱，从而阻碍桡骨小头回位，致半脱位产生。

## 三、诊断

（1）过猛、过度牵拉史。

（2）肘部疼痛，小儿哭闹，怕触摸，拒绝拾物、持物，桡骨小头处压痛明显。

（3）肘关节功能受限，肩平面以下尚可忍痛活动，但不能上举超过肩平面。患者耸肩，肘关节略屈曲，前臂下垂，处于旋前位。

（4）X线片多无异常，部分可见桡骨头旋转或桡骨小头偏离轴位。

## 四、治疗

整复错位。

## 五、林创坚教授手法治疗小儿桡骨小头半脱位的经验

（1）体位：患者取坐位或由家属抱坐，医者立于患者对面。

（2）手姿：以右手半脱位为例。医者左手握于肘部稍下方，拇指置于桡骨小头外侧，右手紧握腕上方。

（3）操作：医者左手固定不动，右手用力拔伸牵引；在牵引的基础上，左拇指向内（注意推顶桡骨小头），右手向外，同时用力使前臂旋后，并搭同侧肩。

（4）成功标志：复位过程中桡骨小头处弹响，复位后患者停止哭闹，肘关节功能恢复。

（5）术后处理：轻轻旋转摇摆前臂，必要时，屈肘位用三角巾悬吊固定2～3天。

## 六、注意事项

（1）该病大多能复位成功，一般不需手术。

（2）患者年龄越大，复位后肘关节的固定越有必要，可用三角巾悬吊法。

（3）预防操作可每天进行1次，坚持1个月余，应叮嘱家属避免肘关节过度牵拉。

# 第四节
# 小儿臂丛神经损伤

## 一、对疾病的认识

小儿臂丛神经损伤又称臂麻痹，是指出生时由于胎儿体重较大，胎位不正，或者接生失误等原因造成臂丛神经损伤的病症，临床以上肢完全或部分麻痹、功能障碍为特征。该病属中医痿痹范畴，"痹"言其血脉不通，"痿"言其软弱无力，功能丧失。

臂丛神经由第5至第8颈椎和第1胸椎神经根前支构成，分根、干、股、束、支。

## 二、病因病机

臂丛神经损伤与难产、巨大儿、臀位和横位等胎位不正及宫缩乏力等有关。

## 三、治疗

活血化瘀，舒经通络。

## 四、林创坚教授手法治疗小儿臂丛神经损伤的经验

（1）拿揉颈夹脊与肩井。

（2）点按缺盆。

（3）揉锁骨下。

（4）点按云门、中府。

（5）扣拨极泉。

（6）点小海、曲池、手三里、合谷等穴。

（7）疏理上肢。

辨证加减：

● 上臂型：以第4至第7颈椎棘间、棘旁和患侧肩胛骨区域

为重点行揉、按、振、一指禅推法等，加强上臂外旋、前臂旋后和腕关节背伸运动。

● 下臂型：以第8颈椎到第2胸椎棘间、棘旁区域为重点部位施以与上臂型一样的手法，并在手臂采用拨揉法、按揉法等。

## 五、注意事项

（1）本病虽以产伤为主，但亦见于后天损伤，本治疗方法适用于各种情形的臂丛神经损伤。

（2）做好产前检查和预测、提高接生质量是预防新生儿臂丛神经损伤的关键。

（3）手法宜轻柔，切忌粗暴，强力；被动运动时动作要缓和，切忌硬扳强拉。

# 第五节
# 小儿肌性斜颈

## 一、对疾病的认识

小儿肌性斜颈是以一侧胸锁乳突肌因纤维挛缩（缩短）而致患者头偏向患侧、下颌转向健侧为特征的疾病。多数患者患侧胸锁乳突肌可触及硬结或包块，中医称为"筋缩"。

胸锁乳突肌起于胸骨柄和锁骨胸骨端，斜向后上，止于颞骨乳突。一侧收缩，头屈向同侧，并转向对侧；两侧收缩时使头后仰。

## 二、病因病机

发病机制尚不清楚，目前主要有"宫内压迫学说"和"产伤学说"两种说法。

## 三、诊断

（1）患者头部倾斜，表现为头偏向患侧，下颌转向健侧。

（2）胸锁乳突肌处可触及质地较硬、梭形或椭圆形包块。

（3）患侧因面部肌肉及斜方肌萎缩而致眼睛变小，面部瘦小而左右不对称。

## 四、治疗

疏经通络，软坚散结。

## 五、林创坚教授手法治疗小儿肌性斜颈的经验

（1）捻揉胸锁乳突肌：患者头偏向患侧，使患侧胸锁乳突肌放松，以示指第二指节桡侧与拇指指腹相对捏住胸锁乳突肌，从上至下捻揉20余遍；后定点于包块处捻揉并振之，多3揉1振，操作5~8分钟。

（2）弹拨胸锁乳突肌：一手固定肩部，另一手捏住胸锁乳突肌向前、向后推拨，重复3~5遍。

（3）颈项旋转：一手托患者下颌，另一手托后枕部，双手协调，使头偏向健侧，并使下颌旋向患侧，至极限位，停留数秒，回原位。反复操作20次。

（4）颈部抻法：医者与患者同向坐位。一手从患侧腋下插入，手掌向上，下压肩部，另一手置于患者头侧，两手同时用力，向相反方向扳动，使颈部最大限度地倾向健侧20次。

（5）拔伸颈项：两腿夹持患者腿部，一手置于患者下颌，另一手扶其后枕部，两手用力向上拔伸，反复操作10次左右。

## 六、注意事项

（1）把握治疗时机，早发现，早治疗。

（2）旋转、拔伸手法最后操作。

（3）用力适度，不可暴力。

## 七、病案

患者，男，6个月。

【主诉】颈部向右倾斜5个月余。

【初诊】患者出生后不久即被发现颈部向右倾斜，4个月时确诊为"先天性斜颈"，于私人诊所行小儿推拿后症状未见明显改善。患者流口水，清稀量多，面色黑黄，小便清。

【辨证】脾胃虚寒。

【治则治法】调理脾胃，局部松解。

【治疗】推拿手法如下。

（1）捻揉胸锁乳突肌、弹拨胸锁乳突肌、颈项旋转、颈部抻法、拔伸颈项（操作方法见上文）。

（2）补脾经300次，揉板门100次，揉中脘2分钟，摩腹3分钟，揉足三里50次，捏脊3~5遍。

【疗效】连续推拿1个月后，患者痊愈。回访半年未复发。

## ❧ 第六节 ❧
# 小儿髋关节疼痛综合征

## 一、对疾病的认识

小儿髋关节疼痛综合征是一种以小儿髋部突然疼痛，跛行或不能行走为特征的病症。该综合征多见于3~6岁的男孩，单髋多见，双髋同时发病罕有。

## 二、病因病机

该综合征原因未明，临床认为以外伤居多。

## 三、诊断

（1）一侧髋部突然疼痛，患肢跛行，害怕触地，休息后疼痛减轻，部分小儿有受伤史。

（2）患侧腹股沟下方或大转子处可触及压痛点或肿胀，大转子处叩击痛明显。

（3）患肢呈假性增长，髋关节屈伸可正常，但其他方向常引出疼痛。

（4）X线片示髋关节结构无异常，无骨质破坏，骨盆可向患侧倾斜。

## 四、治疗

整复错位。

## 五、林创坚教授手法治疗小儿髋关节疼痛综合征的经验

### （一）整复错位

（1）体位：患者取仰卧位，医者立于患侧。

（2）手姿：医者一手握患肢踝部，另一手虎口卡按于腹股沟。

（3）操作：医者握踝之手屈伸与左右摇晃患髋数次；两手反方向牵拉下肢数秒；在保持牵拉的情况下，缓缓屈膝屈髋，逐渐达到极限；原握踝之手上移，整个前臂下压于患者小腿，另一手离开腹股沟，以拇指顶于坐骨结节；两手同时瞬间快速用力；随后缓缓伸直下肢。

（4）成功标志：患肢疼痛减轻，功能障碍有所改善，两下肢等长。

## （二）康复法

（1）患者取俯卧位，以掌根定点揉按臀部，3揉1按1分钟；从髋部至脚部分别以滚法、拿法、揉法操作，共3～5分钟；拳眼轻叩大转子20次；分别点环跳、殷门、承扶、委中、承山等穴；掌根擦髋外侧，令其发热。

（2）患者取仰卧位，医者先于两侧腹股沟处各揉1分钟，再点足三里、阳陵泉、阴陵泉等穴各10次。

（3）髋关节被动外展、内旋、外旋各10次；顺时针与逆时针方向各摇20圈；进行跟臀试验、4字试验和屈膝屈髋试验，每次均达极限位，并停留数秒。

（4）提小儿双腿，将其倒立，逐渐过渡到只提患肢，依靠患者自身体重牵引1分钟。

（5）持续拔伸患肢约1分钟，并配合牵抖。

## 六、注意事项

（1）整复手法操作1～2次，不宜反复操作，复位后，症状改善，但不一定消失，复位后应卧床休息3～5天，避免下肢承重，也不宜久坐，其间每天做康复治疗。

（2）X线片对本病无诊断价值，但可排除骨折、错位和其他相关疾病。

# 第七节
# 小儿骨折后康复

## 一、对疾病的认识

骨折是儿科最常见的外伤性病症，是骨的连续性或完整性中断或丧失，骨折后应立即复位、固定，早期合理地运用推拿能有效缓解疼痛、肿胀、淤血等，并能促进骨折愈合，防止关节僵硬，恢复关节功能。

## 二、病因病机

直接暴力或间接暴力。

## 三、诊断

依据外伤史、临床症状和体征、X线片等确诊。

## 四、骨折分期

（1）早期：骨折后1~2周内，损伤部位肿胀、疼痛、出现瘀斑。

（2）中期：骨折2周后，肿胀消退，局部疼痛减轻，骨折处有纤维连接，日趋稳定。

（3）后期：骨折临床愈合，拆除外固定。

## 五、治疗

动静结合是骨折后推拿的基本原则，"静"即固定，"动"即功能锻炼。

## 六、林创坚教授手法治疗小儿骨折后康复的经验

### （一）早期

（1）以静为主，暂不活动关节，于伤处远段施以按、揉、摩、滚、拿、推等手法。以轻柔舒适为度，并向心操作以利于消肿。

（2）根据经络循行，点按骨折远端相关穴位，如肩、肘部骨折点掐后溪、二马，脊柱骨折点掐膀胱经在头部和下肢的穴位，等等，手法稍重，得气为宜。

（3）点按百会、手三里、三阴交等，拿血海，加强镇痛与活血化瘀。

### （二）中期

（1）于局部施以按、揉、摩、滚、拿、推、弹拨等手法，手法稍重，以局部发热为佳，具有活血消肿之功，有利于骨的生长。

（2）局部施以叩、振等方法，并进行骨折上、下及邻近关节的被动活动，以促进血液循环，防止关节僵硬。随时根据骨折稳定程度逐渐增加运动范围和幅度。

## （三）后期

（1）理筋手法：沿筋走行方向顺经推捋（揉）5~8遍，沿筋走行方向以手掌或拇指在按压的基础上缓缓推3~5遍，以手掌或鱼际按压、振揉局部。

（2）处理筋结：按揉局部，寻找压痛点与筋结，施以揉、振、弹拨法，使筋柔骨正。

（3）主动运动与被动运动相结合。根据病情需要做关节各方向的运动。

## 七、注意事项

术后康复要求把握推拿干预的正确时机。早期推拿手法治疗应轻柔，防止骨折端移位和加剧疼痛。后期应尽早进行功能锻炼，主动或被动活动各邻近关节。

第十章

骨折与脱位

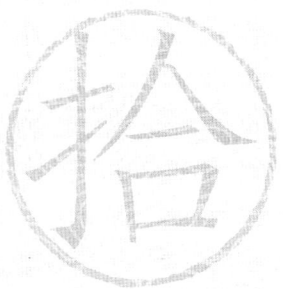

## ❀ 第一节 ❀
# 骨与关节创伤的解剖特点

## 一、骨折

以长骨干骨折为例。

（1）骨的血供：骨折可使髓内血供损伤，血供障碍的直接影响表现为愈合延缓和缺血引起的骨坏死。

（2）骨膜：骨膜是骨外血供的主要来源，又是骨折稳定性的保护膜，完整的骨膜既意味着骨折的原始移位很轻，也意味着它具备良好的维护作用，使骨折端不易有继发的移位，破损了的骨膜自然丧失了维护骨折端的作用。

（3）骨折周围肌肉组织：肌肉既有促使骨折移位的作用，也有有利于复位的作用；既有妨碍骨折复位和维持复位的可能，也有协同复位和维护复位，防止再移位的可能。骨折复位后，肌肉的收缩可使骨折端保持紧密的接触，并产生纵向的挤压，有利于骨折愈合。

（4）骨折邻近神经：骨折直接造成的周缘神经压迫或挫裂，在神经比较贴近骨体的部位容易发生。如肱骨外科颈部的腋神经、肱骨下1/3部的桡神经、肱骨内上髁后方的尺神经、肱骨下端及桡骨下端的正中神经、腓骨上端的腓总神经等。

（5）骨折邻近大血管：动脉断裂（部分或完全）所造成的

后果不仅是出血，更重要的是所支配部位不同程度的缺血。腘动脉缺血时间超过6小时，即使吻合成功，也会出现部分小腿肌肉的坏死。小腿闭合性骨折，胫后动脉的肌肉分支或胫骨营养动脉的主干部分撕裂，小腿深层形成血肿，压迫深静脉，形成回流障碍。被包裹于筋膜内的肌肉肿胀，内压力增高，更影响了血液循环，造成缺血。

## 二、关节创伤

暴力作用使正常的关节关系遭到破坏，即成为脱位。由于关节的稳定性是由骨骼、关节囊、韧带和肌肉共同维护的，所以一旦发生脱位，这些组织必然有相应的变化。

（1）关节面及邻近骨：关节面骨折后的劈裂、塌陷、移位，使关节软骨面创面不平，影响关节的功能并引起疼痛，因此要求解剖复位。

①关节面的撞击：例如肩关节前脱位合并肱骨头骨折、髋关节后脱位合并股骨头或髋臼后上缘骨折、髋中心脱位合并髋臼底骨折。

②脱位引起骨折：例如肩关节前脱位合并肱骨大结节撕脱骨折、肘关节脱位合并尺骨冠状突骨折。

③骨折合并脱位：先骨折而后继发脱位，例如尺骨鹰嘴骨折合并肘关节前脱位、距骨骨折合并脱位。

④脱位合并邻近部位的骨折：例如髋关节脱位合并股骨颈骨折、肩关节脱位合并肱骨外科颈骨折。

（2）关节囊及韧带：关节囊撕裂脱位时，骨的一端最容易自关节囊的薄弱点突出。有时，较小的撕裂孔将脱出的骨端套住，形如纽扣。如膝关节脱位时，关节囊裂孔可套住一侧股骨髁，妨碍其复位。韧带亦是维持关节稳定性的结构之一，如膝关节的内后、外后关节囊韧带，内、外侧副韧带，前、后交叉韧带对维持关节稳定性甚为重要；而膝关节受不同外力，可引起不同部位的韧带创伤，如膝外翻创伤可致内侧副韧带、内后关节囊韧带、前交叉韧带损伤。韧带一旦撕裂，产生脱位的条件即已形成，但并不一定发展为脱位。所以当发现有明确的韧带损伤表现时，必须注意其潜在的脱位趋势。踝关节内（外）侧副韧带断裂时，X线片中关节可以是正常的，若被动使之内（外）翻投照时，则可显示出其潜在的脱位。

（3）关节周围肌肉组织：关节脱位后，关节周围肌肉组织牵拉而造成骨折。例如肱骨内上髁撕脱骨折，导致前臂屈肌肌群止点撕脱，肘内侧副韧带损伤，重者发生尺桡向外（桡）侧脱位；再如肩关节前脱位合并肱骨大结节撕脱骨折、肘关节脱位合并尺骨冠状突骨折，影响关节稳定。

（4）关节周围的神经干、大血管：肩关节前脱位时的腋神经、腋动脉损伤，肘关节脱位时的尺神经损伤，腕关节脱位时的正中神经损伤，髋关节脱位时的坐骨神经损伤，以及膝关节脱位时的腘神经、腘动脉损伤，都有可能发生。

## 三、检查方法

（1）临床检查：询问病史主要抓住3个问题，即受伤情况、疼痛和功能障碍，依据这些线索，确定检查的重点。查体主要检查受伤的局部是否肿胀、压痛、畸形和活动障碍。

（2）X线检查：不仅可明确诊断，而且可显示骨与关节创伤的移位、成角等畸形，对治疗有指导意义。除常规的骨折部位正侧位X线片外，注意特殊体位投照，如舟骨位、膝髌骨轴位，减少漏误。

（3）其他影像学检查：如CT、三维成像和MRI。CT及三维成像的组织分辨率高，能够解决X线片重叠的问题，提供确切诊断，尤其是关节内骨折及软骨骨折。此外，CT及三维成像对骨折手术的设计也有帮助。MRI具有极佳的组织对比，对骨折脱位、软组织损伤，如膝关节韧带损伤有重要诊断价值。放射性核素显像是通过向体内注入放射性核素及标记物而显示骨与关节损伤的显像方法，多用于判断股骨颈骨折及腕舟骨骨折术后是否存在骨坏死，是早期诊断的敏感方法。

## 第二节
## 骨折的愈合及其影响因素

### 一、概述

骨折是指骨的力学完整性与连续性的丧失，同时也包括局部软组织与血管的损伤。骨折愈合是指骨折断端间的组织修复反应，这种反应表现为骨折的愈合过程，最终结局是恢复骨的正常结构与功能。这一过程与软组织愈合的不同点在于，软组织主要通过纤维组织完成愈合过程，而骨折愈合还需使纤维组织继续转变成骨组织以完成骨折愈合过程。由于对骨折所采用的治疗方法不同，骨折的愈合过程也有所不同，可分为骨折自然愈合过程（也称为二期骨愈合或间接骨愈合）与牢固固定下的直接愈合过程（或一期骨愈合）两种形式。

## 二、骨折自然愈合过程

凡行非手术治疗的骨折、外固定以及开放或闭合复位未能达到牢固内固定的骨折，其愈合过程均为自然愈合过程，这也是骨折愈合最基本的方式。可分为管状骨的愈合与松质骨的愈合两种类型。

### （一）管状骨的愈合

1. 原发性骨痂反应

管状骨骨折后，局部骨髓、骨膜和邻近软组织以及活骨本身均受到损伤，加之骨折区微循环改变，使这些组织中的某些细胞死亡，因而在骨折端会发生一定范围的骨坏死。故在骨折早期，骨折端不能直接愈合，而是先由坏死骨邻近活骨增殖新的组织，把它们连接起来，有人称之为原发性骨痂反应。这种初期反应，无论周围或外界环境如何变化以及局部有无制动都会发生。但它以后的发展是有限制的。在有利的条件下，反应会继续下去，使骨折端发生连接；在不利的环境和条件下，如骨折断端间的间隙过大、制动不良或者远端是被截断的残端等，虽然原发性反应相同，但是骨痂不会继续形成。此种原发性骨痂反应的关键，是来自骨内的特殊细胞。

2. 内、外骨痂的形成和连接

在原发性骨痂反应进行的同时，来自骨折端邻近的非特殊性结缔组织的成骨细胞也在开始活动，它们的活动几乎是均匀地分布于骨折区，而不只是发生于接近骨折端的细胞。特别是在骨折早期，骨痂的血液供给不是来自骨，而是来自软组织。成纤维细胞可变为骨母细胞，在组织培养中早已成功。此种现象容易说明机械因素对成骨作用所产生的影响。在骨愈合的过程中，这些骨痂的形成大致可分为4期。

（1）肉芽组织修复期：骨折后，除骨的正常结构被破坏外，髓腔内和被掀起的骨膜下以及邻近的软组织内形成血肿，6～8小时内形成含有纤维蛋白网架的血凝块，纤维蛋白网架被认为是纤维细胞长入血肿的支架。血肿周围的吞噬细胞、毛细血管和幼稚的结缔组织很快长入血肿，后者主要分化为产生胶原纤维的成纤维细胞。一般认为，血肿的形成对骨折的修复是有利的。在出血和坏死区周围，很快发生无菌创伤性炎症。小血管扩张和组织充血范围常超出骨折区。多形核白细胞、巨噬细胞侵入骨坏死区，将骨折端渗出的红细胞、血红蛋白、胶原以及骨碎片等物质清除。在这一阶段，骨端出现破骨细胞，死骨被破骨细胞清除。破骨细胞一般只存活几个月甚至几周。随着血肿被清除、机化、新生血管长入和血管周围大量间质细胞增生，已形成的肉芽组织将骨折端初步连接在一起，这一过程在骨折后2~3周内完成。

（2）原始骨痂形成期：骨折后的新骨形成，开始于骨折后7~10天，至少要延续到骨愈合完成之后。从部位来说，骨痂可分骨外膜骨痂、桥梁骨痂、连接骨痂和封闭骨痂。从参与骨痂形成的细胞的主要来源来说，包绕于骨折外围，来自骨外膜的膜内骨化及部分软骨内骨化的新生骨称为外骨痂；包绕于髓腔内层，来自骨内膜的膜内骨化及软骨内骨化的新生骨称为内骨痂。

在血肿机化之前，来自骨外膜的成骨细胞只能绕过血肿，沿其外围与骨折两端的外骨痂相连，形成桥梁骨痂。纤维组织经软骨骨化，使内、外骨痂相连的称之为连接骨痂。大约在2周内，成纤维细胞样的肉芽组织充填在髓腔损伤区，逐渐转化为海绵质骨，由海绵质骨形成的新骨从骨折两端开始横过髓腔，被称为封闭骨痂。当骨折端存在不稳定因素时，这一过程难以进行，骨端会发生纤维化等反应。纤维软骨也是由纤维组织分化形成，纤维软骨在骨替代之前先要矿化。纤维软骨矿化的开始和控制是由软骨细胞支配的。骨折后24小时内，骨折端附近的外骨膜开始增生、肥厚，随后骨膜血管网弯曲扩张，新生血管伸入骨膜深层，开始膜内成骨。外骨膜对骨折愈合起重要作用，通过形成的桥梁骨痂而具有稳定骨折端的能力。因此，在应用髓内针造成髓腔破坏而使暂时性骨连接在针周围的骨髓组织和血管形成之前，只能通过外骨膜成骨来完成。外骨膜的成骨细胞增殖较快，主要在外骨膜深层，从远离骨折断端的部位开始，最初仅为一层薄的细胞层，很快形成一层很厚的成骨细胞增殖层，在此层外是纤维层。在几天之内，外骨膜深层细胞在靠近骨折线处形成明显的环状物，成骨细胞继续分化，在血供适当的情况下，可转变为骨母细胞和骨小梁，并牢固地贴附于骨折断端活的或死的骨皮质上。与此同时，毛细血管也发生增殖，但环状物内的成骨细胞增殖较快，超过了毛细血管的增殖，因而发生血供相对不足，使成骨细胞转变为软骨母细胞或软骨细胞。一般认为，这与软骨对生存的需求较低，软骨细胞代谢需氧量很少或不需氧有关，因此在环状物外层形成了软骨。

环状物可分为3层，深层为紧紧贴附于骨的骨小梁，中层为软骨，外层为增殖细胞。软骨和深层骨小梁与外层增殖细胞掺杂在一起。纤维软骨矿化是新骨形成与沉积坚硬的基础。非矿化的纤维软骨被清除，逐渐形成初级骨小梁。骨折两端的环状物逐渐增厚，互相接近并融合，形成桥状连接，完成初步愈合。外骨膜成骨细胞增殖，在软组织丰富区较明显，特别是在肌肉附着处，因为这是骨痂血运的来源。这不难解释胫骨骨折时，前侧无外骨痂，而后侧和其他部位有外骨痂存在的原因。骨痂血管造影也说明了这一点，外骨痂的血供，绝大部分起源于骨膜外组织，特别是骨端周围的肌肉。当骨膜撕裂时，骨痂的增殖不能完全被纤维组织囊包围，小的新骨生成灶有时可在周围组织甚至在肌纤维间看到，外骨痂的生成量取决于骨膜损伤程度和完整性。与此同时，骨折断端髓腔内的骨内膜和骨髓的成骨细胞也以同样的方式进行增殖，由于此处的血供没有骨外膜丰富，所以生长较慢。最初几天，骨折端髓内血管增生，毛细血管和新生的营养血管长入，同时有间叶类型的细胞浸润，这是骨母细胞前体转变为骨母细胞后，产生不成熟的骨小梁和一些纤维软骨，使骨折端连接。充填于骨折端和被剥离的骨膜下，由血肿机化而形成的纤维组织大部分转变为暂时存在的软骨，最终被骨代替。软骨细胞经过增生、变性、矿化与成骨的过程，称之为软骨内骨化。软骨在远离骨折区处不形成，而在骨折区形成。内外骨痂与桥梁和连接骨痂的融合，即意味着原始骨痂的形成，这一阶段需要6～12周完成，它使骨折断端被幼稚的网质骨松散地连接起来，断端活动逐渐减少，从而达到所谓的"临床愈合"阶段。

（3）成熟骨板期：这一阶段骨小梁渐增，排列渐趋规则，坏死骨部分经过血管、成骨细胞和破骨细胞的侵入，完成清除死骨和爬行替代过程。由膜内和软骨内骨化形成幼稚的网质骨骨痂，并逐渐被破骨细胞清除，被有力的板状骨替代，这一过程需8～12周完成。最初板状骨与幼稚网质骨小梁结合，使骨小梁变粗，缩小了网质骨结构之间的空隙，细嫩的骨松质最终变为结实的骨密质，骨髓腔也被封闭，形成坚固的骨性连接。通过这种方式，在变窄的血管通道内形成了初期骨单位时，血管通道成为中央管。网质骨在骨密质内仍存在一段时间，和新形成的骨单位并存。塑形继续进行，在中央管间隙内的初期骨单位被破骨细胞清除，新生板状骨继而沉积，被二次形成的骨单位替代。

（4）塑形期：骨的塑形主要受应力的影响，是成骨细胞和破骨细胞共同活动的结果。破骨细胞先在骨痂上钻一小孔，然后有血管长入，随之成骨细胞便形成新的骨单位。应力最大的部位有更多的新骨沉积，不足的部位通过膜内化骨得到补充，而机械功能不需要多余的骨痂则被吸收。根据人体的需要，骨的结构按照力学原则改建为正常骨的结构。这种骨折愈合之后，骨结构和外形根据需要而塑形的过程，受局部自身调节反馈机制的影响，即机械应力激发了局部反馈机制，使塑形过程得以进行。

### （二）骨松质的愈合

骨松质的结构不同于骨皮质，骨松质的骨小梁相对较细，骨小梁之间的间隙较大，血供比较丰富，因此骨细胞可借扩散作用获得营养；而管状骨的骨皮质主要靠髓腔的动脉供给营养，骨皮质内部的2/3靠它供给营养，仅外部的1/3靠骨外膜的血管供给营养。由于结构不同，骨松质骨折后的愈合过程也不同于骨皮质，它没有包绕骨折端的血肿。因此，通过骨折端血肿机化，软骨内成骨的作用微弱，缺少骨痂的形成或骨痂产生较少。骨折断端间仅有部分血块，很快由邻近骨的直接扩散而发生机化、矿化等一系列改变。由于骨松质血供丰富，除特殊部位的骨折外，断端发生骨坏死程度轻，甚至无坏死发生，通过骨小梁直接接触，骨愈合的发生较快。骨松质与管状骨另一不同的特点是，在关节内的骨折，由于多数骨松质无外骨膜，不显现外骨痂。有的骨松质有外骨膜，但成骨能力差，膜内化骨弱，仅有少量外骨痂形成；有的外骨膜仅为一层结缔组织，没有成骨组织，不会产生外骨痂。因此这些部位的骨愈合，只能依赖骨髓的成骨作用。例如股骨颈、髌骨、舟骨和其他腕骨的骨膜均缺乏成骨组织，因而不会在关节腔内形成骨痂组织。由于骨松质缺乏骨痂，骨折部位骨小梁间的直接愈合不够坚固，重力和应力的作用可使其发生压缩而变形，因此不适宜过早负重。

### 三、骨折愈合的时间

不同条件的骨折，即使在同一部位，愈合时间也可有很大差别。简单的闭合骨折在3个月内尚未愈合，有可能是延迟愈合；复杂的开放性骨折，即使在半年后愈合，也不一定是延迟愈合。就是同一部位条件近似的骨折，也可因个体和年龄的差异而有所不同。因此，判断骨折的愈合，主要根据临床体征和X线片所见，虽然要有时间的概念，但是只能作为参考。根据临床需要，一般将骨折愈合分为临床愈合与牢固愈合两个阶段。前者是指骨折断端由网质骨连接，X线片显示明显的连续骨痂，仍可见骨折线，断端无异常活动，承受轻微应力时疼痛，骨痂仍然不结实，虽然可去除外固定，但不允许负重；后者是指骨折断端的网质骨被牢固的板状骨替代，X线片显示骨折线完全消失，愈合牢固，承受应力时无疼痛，允许肢体负重。管状骨的愈合时间可用Perkins法预测，且便于记忆。

## 四、骨折愈合的影响因素

### （一）全身因素

影响骨折愈合的全身因素是间接性的次要因素。

1. 骨质疏松

骨质疏松是较常见的代谢性疾病，也是影响骨愈合的常见因素。骨质疏松的特征是骨的质量减小，影响骨髓的质量，直接影响成骨干细胞的数量。成骨细胞的数量不足，直接影响骨折愈合。由于骨质疏松，骨折端难以达到较牢固的固定，骨折端的活动会间接影响骨折愈合。

2. 激素

近年来，激素对骨折愈合的影响方面的研究较为深入，有间接影响也有直接影响，有促进作用也有不利作用。生长激素不直接影响软骨或骨的形成，但通过肠道促进对钙的吸收，有利于骨质矿化，可间接刺激软骨与骨的形成，从而促进骨折愈合。

（1）甲状腺素：为对人体正常生长与发育必不可少的激素，直接刺激软骨生长与成熟，因而对骨折愈合有促进作用，而且与生长激素起协同作用。

（2）皮质类固醇：实验和临床结果表明，皮质类固醇会增加骨吸收，减少骨形成，从而影响骨折愈合，还抑制间质细胞分化为破骨细胞，降低骨愈合过程中所必需的骨基质的形成速度。

（3）雌激素与雄激素：这两种激素可促进骨的发育与成熟，且随年龄增长可预防骨的减少，对避免发生骨质疏松起到重要作用。

实验结果表明：这两种激素可刺激骨形成，从而促进骨折愈合。主要是通过增加血清甲状旁腺激素的分泌，提高维生素$D_3$的浓度而促进骨质矿化，达到促进骨折愈合的作用。

3. 全身营养状态

全身营养状态不良，如贫血，导致造血系统旺盛，消耗了大量的骨先质细胞，降低了骨髓成骨的能力，因而影响骨折的愈合。贫血患者血中铁的含量不足，也会影响骨折愈合的过程和骨痂的强度。

4. 吸烟

吸烟影响骨的正常代谢和局部血液循环，抑制骨形成，造成骨折断端吸收，并影响破骨细胞功能。

## （二）局部因素

1. 局部血液供应

影响骨折愈合最根本的因素是局部的血液供应。

（1）营养血管及中央管断裂：骨折时造成经骨外膜进入骨内的营养血管及中央管断裂，断端血供不良，不但影响骨折端修复组织生长，而且造成断端骨坏死，直接影响骨的愈合过程。由于长骨两端的骨松质血供丰富，发生骨折断端坏死程度轻，愈合也较容易，而在骨干部位的骨折，有时会造成远侧一段或二段血供部分障碍（如胫骨干中部骨折或双段骨折），断端发生骨坏死程度较重。在一些特殊部位的骨折（如腕舟骨近端骨折），会造成血供完全障碍，发生整块骨的坏死。

（2）受区植骨床条件和植骨材料：在植骨愈合过程中，受区植骨床条件和植骨材料对骨愈合影响较大。

2. 局部损伤程度

（1）影响骨折断端修复的因素：损伤严重的骨折，周围软组织损伤也严重，骨折多有移位、粉碎或开放，骨膜的撕裂损伤较重，对周围组织和骨折断端血供影响较大，加重了骨折断端的坏死程度，使骨折断端和周围软组织的新生血管的形成减慢，侵入血肿形成机化的时间延长。局部损伤严重时，骨折断端形成的血肿和出血坏死区大，局部创伤性炎症改变较重，持续时间较长。较大的血肿，造成局部循环障碍，影响骨折断端修复组织增殖，还影响骨折两端由骨外膜产生的成骨细胞顺血肿外围相互连接的过程，膜内成骨和软骨内成骨过程均可受到影响，使骨折愈合过程减慢。

（2）影响外骨痂形成的因素：外骨痂的形成取决于骨膜的成活与完整性。骨膜的广泛撕裂会造成骨膜坏死，加重骨折断端缺血坏死，影响骨愈合。骨膜的完整性对保护骨折的稳定性较为重要，同时有利于膜内成骨。外骨痂的形成常在骨膜完整的一侧出现，并由骨膜形成的纤维组织囊包围，它阻止了骨痂的增殖和向周围组织的扩散，对骨折愈合是有利的。

（3）骨折断端的接触状况：骨折断端的紧密接触和接触面积对骨折的愈合有较明显的影响。

①嵌入性骨折、骨松质的线性骨折，即使不附加固定，也有一期愈合的可能，骨干骨折使用加压内固定，可使骨折断端

紧密接触，通过一期愈合的方式较快地完成骨愈合。如果断端有软组织嵌入、分离、缺损等因素，愈合则有困难，甚至不愈合。

②在骨折断端互相接触的基本条件下，斜行和螺旋形骨折比横断性骨折更容易愈合，这是因为骨折断端面积大，就会有较大范围的血管区来供给骨痂的生长，有利于骨愈合。同时，通过膜内和软骨内成骨的骨痂量也多，断端间愈合较牢固。

③因肌肉牵拉或过度牵引造成的断端分离，即使只有0.5厘米宽的间隙，也足以使骨折愈合时间延长或发生骨不愈合。过度牵引对骨愈合的影响与时间有关，如果过度牵引不是在骨折后的几天之内发生，而是在几周之后，可使已发生血肿机化的新生毛细血管变窄或撕裂，使新形成的修复组织撕裂，从而导致已形成的外骨痂缺血、坏死。持续几天或几周的过度牵引对骨愈合更为有害。

（4）固定不当：骨折断端存在旋转和剪式应力是影响骨折断端修复组织顺利生长的重要因素。

（5）感染：感染是影响骨折愈合的另一因素。它使骨折断端髓腔被脓细胞充填，并向两端延伸，延长了局部充血的时间，断端逐渐被含有淋巴细胞、浆细胞和多形核白细胞的炎性肉芽组织所充填。骨折本身会发生不同程度的断端骨坏死。感染还可加重骨坏死的程度，使骨折愈合过程受到干扰，当同时存在固定不当、骨缺损等因素时，更容易发生骨折延迟愈合和不愈合。

## 第三节
# 单纯性胸腰椎骨折

## 一、诊断

### （一）疾病诊断

1. 中医诊断标准

（1）有明显外伤史。

（2）腰背部疼痛、肿胀、活动受限、压痛、后凸畸形。

（3）X线片显示椎体呈楔形改变。

（4）双下肢无神经症状，无括约肌功能障碍。

2. 西医诊断标准

（1）有明显外伤史。

（2）局部疼痛、肿胀，站立及翻身困难，可出现腹痛、腹胀，甚至出现肠麻痹症状。

（3）X线片显示椎体呈楔形改变。

（4）双下肢无神经症状，无括约肌功能障碍。

### （二）分期

（1）早期：伤后2周内。

（2）中期：伤后2~4周。

（3）后期：伤后4周以上。

### （三）证候诊断

**1. 血瘀气滞证**

损伤早期，瘀血停积，血瘀气滞，肿痛并见，多见局部肿胀、疼痛剧烈，胃纳不佳，大便秘结。舌淡红，苔薄白，脉弦紧。

**2. 营血不调证**

损伤中期，筋骨虽续而未坚，肿痛虽消而未尽，局部疼痛程度已有减轻，但活动仍受限。舌暗红，苔薄白，脉弦缓。

**3. 气血两虚证**

损伤后期，气血不足，筋骨不坚，可见胸腰部酸软、四肢无力、活动后胸腰部仍隐隐作痛。舌淡，苔白，脉虚细。

### （四）分类

单纯性胸腰椎骨折分为3类：Ⅰ类为单纯椎体前方楔形变，压缩不超过50%，中柱与后柱均完好；Ⅱ类是椎体楔形变伴椎后韧带复合结构破裂，并有棘突间距离加宽、关节突骨折或半脱位；Ⅲ类为前、中、后三柱均破裂，椎体后壁虽不受压缩，但椎体后上缘骨折，骨折片旋转进入椎管，侧位X线片上可见到此骨折片位于上椎与骨折椎的椎弓根之间。

## 二、鉴别诊断

本病当与腰椎间盘突出症相鉴别。二者皆有腰背部疼痛不适、活动受限的表现，但单纯性胸腰椎骨折常有明显的外伤史，腰椎间盘突出症常有双下肢的放射痛、麻木等不适，直腿抬高试验阳性，肌力下降，等等。二者经X线和CT等检查不难鉴别。

## 三、林创坚教授手法治疗单纯性胸腰椎骨折的经验

适应证：Ⅰ类、Ⅱ类单纯性胸腰椎骨折。

1. 早期

（1）腰背部垫软枕和腰背肌功能锻炼。患者入院后卧硬板床，腰背部骨折处垫软枕，同时进行腰背肌功能锻炼（五点式功能锻炼：患者用头部、双肘及双足作为承重点，用力使腰背部呈弓形挺起。一般在伤后2周达到此锻炼要求）。亦可采用过伸复位外固定等技术进行治疗，但要熟练掌握技术操作，保证使用安全。

（2）热敷理疗。①自制中药热敷包，热敷骨折处，每次30分钟，每天1~2次。②红楼消肿膏外贴，每天1次。③微波、激光理疗。④灸法（关元、气海穴），每天1次。⑤穴位贴敷（足三里穴），每天1次。

（3）中医辨证施治。

治法：行气活血，消肿止痛。

方药：复元活血汤加减。

| | | | |
|---|---|---|---|
| 柴胡10克 | 天花粉10克 | 当归尾10克 | 红花5克 |
| 桃仁10克 | 川芎10克 | 赤芍10克 | 牡丹皮10克 |
| 延胡索10克 | 台乌药10克 | 五灵脂10克 | 甘草5克 |

脘腹胀满者，可加枳实、厚朴、槟榔等理气除满；食积较

重者，可加鸡内金、谷芽、麦芽以消食。

中成药：伤科接骨片等。

（4）西医治疗。①补充钙剂：碳酸钙$D_3$片600毫克或葡萄糖酸钙。②活性维生素D：骨化三醇胶丸。③止痛：美洛昔康、塞来昔布或双氯芬酸钠等。④促进骨代谢：骨肽类药物。⑤抗骨质疏松。

（5）对于椎管内梗阻明显、指征明确的患者，亦可考虑切开复位、椎管减压、椎弓根螺钉内固定及植骨融合等手术治疗方法。

2. 中期

（1）绝对卧硬板床休息，腰部垫软枕，腰背肌锻炼（三点式功能锻炼：患者用头和双足承重，全身呈弓形挺起，腰背尽力后伸。一般要求在伤后2~3周达到此锻炼要求）。

（2）热敷理疗。①自制中药热敷包，热敷骨折处，每次30分钟，每天1~2次。②微波、激光理疗。

（3）中医辨证施治。

治法：活血和营，接骨续筋。

方药：接骨紫金丹加减。

| | | | |
|---|---|---|---|
| 土鳖虫10克 | 乳香6克 | 没药6克 | 自然铜10克 |
| 骨碎补10克 | 大黄10克 | 血竭10克 | 当归10克 |

中成药：伤科接骨片等。

（4）西医治疗。①补充钙剂：碳酸钙$D_3$片600毫克或葡萄糖酸钙。②活性维生素D：骨化三醇胶丸。③止痛：美洛昔康、

塞来昔布和双氯芬酸钠等。④促进骨代谢：骨肽类药物。⑤抗
骨质疏松。

3. 后期

（1）脊柱外固定支架或腰围固定后下床活动，腰背肌功能
锻炼（四点式功能锻炼：患者用双手及双足承重，全身弓形挺
起如拱桥。此锻炼方法难度较大，青壮年患者经过努力，在伤
后5~6周内达到此锻炼要求）。

（2）中医辨证施治。

治法：补益气血，强壮筋骨。

方药：独活寄生汤加减。

| | | | |
|---|---|---|---|
| 独活15克 | 细辛10克 | 秦艽10克 | 肉桂10克 |
| 防风10克 | 桑寄生10克 | 杜仲10克 | 牛膝10克 |
| 当归10克 | 川芎10克 | 熟地黄10克 | 白芍10克 |
| 党参10克 | 茯苓10克 | 甘草10克 | |

（3）西医治疗。①补充钙剂：碳酸钙$D_3$片600毫克或葡萄
糖酸钙。②活性维生素D：骨化三醇胶丸。③止痛：美洛昔康、
塞来昔布或双氯芬酸钠等。④促进骨代谢：骨肽类药物。⑤抗
骨质疏松。

## 四、复位手法

临床采用牵引过伸按压法。患者俯卧于硬板床上，双手抓
住床头，一助手立于患者头侧，两手反持腋窝处，另一助手立
于足侧，双手握双踝，两助手同时用力，逐渐进行牵引。至一

定程度后，足侧助手逐渐将患者双下肢提起至悬离床面，使脊柱得到充分牵引和后伸。当肌肉松弛、椎间隙及前纵韧带被拉开时，医者双手重叠，压于骨折后凸部，适当用力下压，借助前纵韧带的伸张力，将压缩之椎体拉开，同时后凸畸形得以复平。

## 五、护理

### 1. 情志护理

单纯性胸腰椎骨折多属突发性损伤，伤及筋骨，以致气血瘀滞，导致不同程度的肿痛和功能障碍。患者表现出焦虑、急躁及对疾病预后惊恐的心理。因此护理人员应在详细了解病情、争取合理治疗措施的同时，加强心理护理，给予患者耐心细致的安慰和解释，解除患者的恐惧心理，帮助患者了解损伤修复过程和治疗措施，以配合治疗。

### 2. 生命体征的观察

患者椎体骨质疏松，血运丰富，骨折后易致出血，病情易发生变化，故在入院初期应严密观察病情，及时测量体温、脉搏、呼吸和血压，并做好详细记录，防止气血虚脱的发生。

### 3. 体位护理

单纯性胸腰椎骨折患者仍存在潜在继续损伤的危险，做好体位护理非常重要。患者平卧硬板床，骨突部位垫海绵垫，在骨折部垫一薄枕，使脊柱背伸。为防止患者因卧床时间过长而发生压伤和褥疮，需定时为患者翻身，并按摩或用乙醇擦拭骶尾部，以促进局部血液循环。翻身时嘱患者挺直腰背，绷紧背部肌肉以形成自然内固定，护士或亲属托住患者肩部、髋部及双下肢同时翻动，保持躯干上下一致，切忌脊柱旋转扭曲，以免加重损伤。

4. 饮食护理

早期饮食护理：患者因胃肠蠕动减弱而出现腹胀、便秘症状，此时饮食宜清淡，应以易消化的饮食或半流质饮食为主；多吃水果、蔬菜，忌食肥甘厚味、辛辣及易胀气的豆类食物。必要时以大承气汤煎服或灌肠。

中、后期饮食护理：患者食欲增加，骨折修复期机体消耗较大，饮食应以营养和钙质丰富的食物为主，按照健脾和胃、补益肝肾、强筋壮骨之原则来调理。

5. 并发症的护理

（1）腹胀便秘：按摩腹部，每天在右下腹顺着结肠向上、向左、向下按摩，时间为20～30分钟，每天3次，可预防腹胀、便秘。如出现上述症状，可针刺足三里、关元、气海、天枢穴以理气消胀，促进排便。根据患者年龄、体质采用相应的行针疗法。

（2）尿闭：由于部分患者不习惯卧位，常造成小便困难，甚至尿潴留。在排除神经功能损害性尿潴留的情况下，可听流水声诱导排尿。同时做好患者的思想工作，解除其紧张情绪，配合按摩期门穴1 000下左右，耳穴取膀胱、肾、皮质下，针灸疗法取三阴交、委中穴，针后加灸效果更好。以上处理均无效者予以导尿，但尿管留置时间不宜超过3天，以免发生泌尿系统感染。

### 六、功能锻炼

功能锻炼能起到舒筋活络、强壮筋骨、加速骨连接的作用。脊柱骨折的四步练功法（五点式功能锻炼、三点式功能锻炼、四点式功能锻炼、飞燕式点水法）是预防肌肉萎缩及关节强直、恢复腰背肌功能、减少后遗症的关键。因此要指导患者进行合理的功能锻炼。年迈体弱的患者，开始时需要在护理人员的帮助下，使臀、腰背部离开床面，每天做3~4次，每次100下。臀、腰背部抬得越高越好，速度越快越好，动作要协调，循序渐进，数量由少到多，幅度逐渐加大。60岁以下的患者，一般能较好地完成四点式功能锻炼，要求每次完成200下以上。护理人员每天观察患者锻炼，并做好记录。嘱患者勿过早下床活动，锻炼时勿急躁，循序渐进、持之以恒才有利于早日康复。

## 第四节
# 肱骨外科颈骨折

### 一、对疾病的认识

肱骨外科颈位于肱骨上端，在解剖颈下方2~3厘米处，是松质骨和实质骨的交界部位，容易发生骨折。

## 二、病因病机

肱骨外科颈骨折由间接暴力导致较为多见，多因跌倒时以手掌或肘部撑地，暴力向上传导至肱骨外科颈处，造成骨折，也可因直接暴力作用于肩部而发生骨折，但较少见。因受伤姿势、暴力的大小及骨折后的移位情况不同，临床上将肱骨外科颈骨折分为3个类型：无移位型、外展型和内收型。若跌仆时伤肢处于外展外旋位，所受的暴力较大，除引起外展型骨折外，还可能引起远折端插入近折端，并使肱骨头向前下方脱出，造成肩关节脱位。或者受到暴力作用后，肱骨头自肩关节囊的前下方脱出，当伤肢下垂时，折断的肱骨头受到喙突、肩关节盂或关节囊的阻隔而得不到复位，引起肱骨头的关节面朝向内下方，骨折面朝向外上方，肱骨头游离于远折端的内侧。

## 三、临床表现

肩部肿胀、畸形、疼痛、肌力丧失，有异常活动和骨擦音，局部压痛敏锐、纵轴叩击痛阳性。

## 四、检查

X线片可明确骨折类型、移位方向等，并可与肱骨头骨折、肩关节前脱位相鉴别。

## 五、诊断

（1）有明确外伤史。

（2）肩部肿胀、畸形、疼痛、局部压痛和纵轴叩击痛，肩关节活动受限。

（3）X线片可明确骨折类型、移位方向等，要与肱骨解剖颈骨折、肱骨头骨折、肱骨外科颈骨折并肩关节脱位相鉴别。

## 六、林创坚教授手法治疗肱骨外科颈骨折的经验

肱骨外科颈骨折是临近肩关节的骨折，骨折端有严重的移位，如内外或前后方移位、上下重叠或嵌插、股骨头旋转等，对骨折整复的要求较高，是手法整复难度较大的一种骨折。

### （一）手法复位

林创坚教授提出，单纯轻度纵向嵌插的肱骨外科颈骨折无须进行手法复位，但嵌插成角伴有侧向移位骨折的患者必须正确地复位。复位成败的关键在于能否将嵌插解脱。顺势拔伸在折端间所产生的分离应力是解脱嵌插的常用方法。若嵌插严重则应与扩折反拔或内收端拔法配合，分离应力与剪式应力结合就能有效地将折端间的嵌插解脱。复位时，必须充分发挥骨折远端长轴的作用，有杠杆力可借助，与提法或推法配合，便能使骨折远端接触，从而获得对位。此外，施法的全过程，尤应注意对骨折近端的稳妥固定，擒拿的方法和位置都准确，才能使牵引力集中在骨折端，避免肱骨头旋转，效果才能确切。手

法在血肿内麻醉或臂丛神经阻滞麻醉下进行。

1. 林创坚教授治疗外展型骨折的整复方法

一般的外展型骨折，用顺势拔伸、端提复位、摸摇推碰法即可复位，如畸形过大，可选用挂臂提拔法、内收端提法复位。

（1）顺势拔伸法：患者取坐位，将患者患肢上臂顺势外展位，肘关节屈曲90度，前臂中立位。一助手站在患者背侧，双手牢牢固定骨折近端；另一助手双手紧握上臂的下端，然后两助手沿其骨纵轴持续对抗拔伸。

（2）端提复位法：医者站在患侧，两拇指按于骨折近端外侧，余指置于骨折远端内侧，待感觉嵌插解脱或重叠移位拉开后，即将骨折远端用力向外提。此时助手利用杠杆力，协助医者加大外提力量，在维持拔伸下将远端折面往外提。如果感到骨折端有向外移位的活动或响音，内侧骨突又已消失，提示两折端相互接触，骨折获得对位。

（3）摸摇推碰法：此法是检查复位效果及加强复位后稳定性的方法。经上述操作后，应再详细检查。先摸内侧骨突是否存在、肩前方是否平整，然后一手固定骨折处，另一手持骨折远端，轻巧地内外摇动上臂，观察整复后的稳定程度如何、两折端是否完全接触。最后在医者的固定下，握持肘关节之助手将骨折远端沿肱骨纵轴缓慢稳准地向上推碰，使两折端人为地重新轻度嵌插，加强复位后的稳定性。

（4）挂臂提拔法：此法宜于嵌插成角畸形大者。助手顺势拔伸如前，待感觉重叠畸形改善后，医者以一手前臂掌侧横贯于骨折远端内侧，同时以另一手持握该手腕关节，然后缓慢发力将骨干外提，进行复位。

（5）内收端提法：此法宜于侧向移位及嵌插畸形严重、肱骨头旋转内收变位者。患者取仰卧位，并以宽阔布带横跨伤侧腋下，布带两端上行过肩固定。一助手稳妥固定近端，另一助手双手环抱肘关节上方，行顺势拔伸。医者站在患者患侧，两手紧扣骨折远端内侧，待感觉两折端拉开后，嘱助手保持拔伸下内收上臂，一直至上臂完全贴近胸前，然后助手沿肱骨干纵轴加大拔伸力度，达到嵌插及侧移完全拉开。此时两折面得到对向，医者即以一手固定肱骨头，另一手外提远折端进行复位。术毕，医者固定骨折处，让助手将内收之上臂慢慢外展，回复上臂于中立位。

2. 林创坚教授治疗内收型骨折的整复方法

一般的内收型骨折，用顺势拔伸法、端推复位法、摸摇推碰法即可复位。如患者为青壮年，组织丰厚，肌张力大，肿胀较甚，重叠或嵌插侧移畸形大，可用扩折反拔法复位。

（1）顺势拔伸法：患者及助手体位同外展型，上臂顺势内收位，两助手沿肱骨干纵轴对抗牵引拔伸。

（2）端推复位法：医者站在患者患侧，一手固定骨折近端，另一手卡紧骨折远端外侧，待感觉重叠或嵌插拉开后，用力将远端往内推。此时助手在维持拔伸下利用杠杆力，将骨折远端折往骨折近端。如察觉骨折端向内移动或有响音，外侧骨突消失，提示两折端接触，并已获得对位。

（3）摸摇推碰法：方法与外展型相同。

（4）扩折反拔法：患者取仰卧位，布带过肩固定如外展型。一助手固定骨折近端，另一助手双手紧握肘关节上方，于上臂内收位沿肱骨纵轴顺势拔伸。医者站在患者患侧，两手紧拿骨折远端，待感觉重叠或嵌插有所拉开后，握持肘关节上方之助手在维持拔伸下尽量缓慢外展上臂，并逐渐上举过头顶，使上臂贴近耳旁，进行扩折反拔。医者此时两手于骨折远端外侧持续用力向内推压进行复位。如检查复位成功，医者固定骨折处，嘱助手在轻巧地、持续地将骨折远端沿肱骨纵轴向骨折近端推碰的同时，将上臂由肩前内方缓慢放下，回复上臂于中立位。

外展型或内收型骨折，复位后仍有向前移位或向前成角者，矫正方法如下：患者取仰卧位，两助手固定方法同前，医者下蹲，两拇指置于骨折远端后下方，余指紧扣前上方，助手对抗拔伸并将骨折远端折面往后推，医者即于肩前方畸形处用力向后推送，进行矫正复位。

3. 林创坚教授治疗粉碎性骨折的整复方法

（1）顺势拔伸法：患者取坐位，手法同前述。

（2）摇晃复位法：待感觉重叠或嵌插完全拉开后，两助手维持对抗拔伸，医者两手紧拿骨折处，做内外前后摇晃，如骨响音逐渐减少甚至消失，骨突复平，提示骨折对位。

4. 林创坚教授治疗骨折合并脱位的整复方法

可选用先整复脱位，再整复肱骨外科颈骨折的方法。患者取仰卧位，伤肢处于外展90～100度位，助手先将伤肢做极度外展，拔伸牵引直臂过头顶，使肩前下方破裂的肩关节囊张开，医者用双拇指将肱骨头推入关节盂内以整复脱位。然后再整复外科颈骨折。

### （二）固定

复位后用杉树皮小夹板4块、纸压垫3个做肩关节固定。夹板按肢体情况以形制器，夹板长度为内、外、后侧夹板上超肩关节3厘米，下平肘关节。内侧夹板一端缠裹棉花，使其呈蘑菇头状，上至腋窝，下至肘下方。夹板宽度约为患肢周径的1/5，纸压垫根据骨折原始位放置，内侧夹板蘑菇头端根据骨折分型放置，然后分上、中、下3段用连续包扎法固定。每隔3～4天，解开小夹板更换外敷药，同时检查骨折的对位是否良好、纸压垫放置是否恰当，以及骨折愈合的程度。夹板固定时间为3～4周。满意的对位固然是治疗成功的保证，但固定的合理与否又直接影响到治疗效果。

有医者认为骨折发生在关节的附近，肩关节又是人体活动度最大的关节，难以用外固定的方法维持。林创坚教授认为骨折既然在干骺部，就易致嵌插，故如果对位满意，又通过人为重新轻度纵向嵌插，就能变有移位的不稳定骨折为相对稳定的骨折。骨折的稳定性又为外固定创造了有利条件，因此不能只看到固定中的消极因素，应看到固定中的积极因素。上超肩关节的小夹板配合绕过对侧腋下的绷带包扎法，能限制肩关节的活动幅度，可在一定程度上防止骨折再移位。肩关节小夹板外固定的方法妥善地解决了固定和活动的矛盾，符合动静结合的骨折治疗原则，更适合于邻近关节骨折及关节内骨折的固定需要。

### （三）功能锻炼

功能锻炼要循序渐进，适时合理，分清不利和有利的活动。复位后即可开始肌力锻炼，多做握拳伸指活动，1周后在无痛的情况下可做吊臂屈肘锻炼，中期可行竖肩及旋肩活动，应注意控制肩后伸，并按骨折分型避免做肩内收或外展动作。5～6周可做单手擎天锻炼，后期应做肩关节功能全面锻炼。

### （四）辨证用药

按骨折3期辨证处理，外用药物可使用红楼消肿膏，早期肿痛甚者用双柏散。早期中药可内服活血化瘀、消肿止痛之剂，如桃红四物汤加味。积瘀化热、伤肢红肿热痛、口干苦、苔黄、脉弦数者，可服复元活血汤。中期中药可内服和营通络、祛瘀生新之剂，如和营止痛汤等。后期中药可内服补益肝肾、强壮筋骨、疏利关节之剂，如六味地黄汤等。

### （五）其他治疗

去除夹板后采用中药外用或熏洗疗法，如中药外敷包、伤科外用药酒。配合手法理筋、中药离子导入等物理治疗帮助肩关节功能的恢复。

## 七、病案

陈某，女，61岁，退休。

【主诉】右肩部伤后肿痛、活动障碍1小时。

【初诊】患者诉上午在家中不慎跌倒，右手撑地，即觉右肩部疼痛，患肢不能举动，当时无昏迷、呕吐，由家人扶送，步行到院就诊。

【查体】痛苦面容，查体合作，头颅、胸腹、脊柱、骨盆未见异常，右臂缩短且其上段可见环状肿胀、瘀斑，肱骨上端畸形、异常活动，上臂活动功能丧失。肘关节及手部检查未见骨折脱位征，指端血运和感觉正常。

【辅助检查】X线片显示右肱骨近侧粉碎性骨折，骨折远端向外成角，向上缩短移位，肩关节未见脱位征。

【诊断】右肱骨近侧粉碎性骨折。

【治疗】该患者的治疗方法如下。

（1）手法复位：患者取平卧位，局部麻醉后，右肩外展70度，屈肘90度，前臂旋后位。一助手固定胸胁部，另一助手紧握右肘及腕部顺势（上臂外展70度）做相应的对抗牵引（牵引力的大小听从医者的要求）。医者用一手拇指紧按肱骨大结节部，以固定肱骨头；另一手握着肱骨的骨折远端，使肱骨外髁和肱骨大结节成一直线，在牵引下以远对近进行复位。

（2）固定：维持骨折整复的位置，复位后用杉树皮小夹板4块、纸压垫3个做肩关节固定。夹板按肢体情况以形制器，夹板长度为内、外、后侧夹板上超肩关节3厘米，下平肘关节。内侧夹板，一端缠裹棉花，使其呈蘑菇头状，上至腋窝，下至肘下方。夹板宽度约为患肢周径的1/5，纸压垫根据骨折原始位放置，内侧夹板蘑菇头端根据骨折分型放置。然后分上、中、下

3段用连续包扎法固定。每隔3~4天，解开小夹板更换外敷药，同时检查骨折的对位是否良好、纸垫放置是否恰当，以及骨折愈合的程度。夹板固定时间4~6周。

（3）功能锻炼：功能锻炼应当循序渐进，适时合理。复位后即可开始肌力锻炼，多做握拳伸指活动，1周后在无痛的情况下可做吊臂屈肘锻炼，中期可行竖肩及旋肩活动，应注意控制肩后伸，并按骨折分型避免肩内收或外展。5~6周可做单手擎天锻炼，后期应做肩关节功能全面锻炼。

（4）辨证用药：早期外敷双柏散，中药内服活血化瘀、消肿止痛之剂，如桃红四物汤加味。若出现积瘀化热、伤肢红肿热痛、口干苦、苔黄、脉弦数，可服复元活血汤。中期外敷红楼消肿膏，中药内服和营通络、祛瘀生新之剂，如和营活血汤等。后期外敷红楼消肿膏，中药内服补益肝肾、强壮筋骨、疏利关节之剂，如六味地黄汤等。

## ❧ 第五节 ❧
## 肱骨髁上骨折

### 一、对疾病的认识

肱骨髁上骨折是肱骨内外髁上2厘米以内的骨折，多为间接暴力所致，较多发生于10岁以下的儿童，伸直型骨折移位者多见。严重伸直型骨折者，可合并肱动脉与神经损伤，以正中神经损伤较为多见。

## 二、病因病机

（1）伸直型：跌倒时肘关节处于微屈或伸直位，手掌先着地，暴力自地面向上传至肱骨下段，将肱骨髁推向后上方，身体的重力将肱骨干推向前方，这种剪切力作用于骨质结构薄弱的肱骨髁，造成骨折。骨折线多由前下方斜向后上方，也有横形或粉碎者。骨折严重移位时，骨折近端前移，穿破肱前肌，甚至损伤肱动脉和正中神经。肱骨髁上骨折又可分为尺偏型和桡偏型。尺偏型为骨折远端除有向后上方的移位外，还有向尺侧的移位，此型容易发生肘内翻畸形。桡偏型为骨折远端除有向后上方的移位外，还有向桡侧的移位。

（2）屈曲型：跌倒时，肘关节处于屈曲位，肘尖先着地，直接暴力经尺骨嘴把肱骨髁由后下方推向前上方，骨折线由后下方斜向前上方，骨折远端向前、向上移位，骨折端向后成角，很少合并血管、神经损伤。骨折端亦可发生侧方移位和旋转移位，可分为尺偏型和桡偏型。

## 三、临床表现

（1）症状与体征：肘部疼痛、肿胀，肱骨髁上部环压痛，纵向挤压痛，肱骨上部有异常活动和骨擦音，肘关节活动功能障碍。肿胀严重时出现张力性水疱。伸直型骨折表现为肘部呈半伸直位，肘后突起而呈"靴形"畸形，肘前方可扪及突出的骨折近端。屈曲型骨折表现为肘后呈半圆形畸形，在肘后可扪及突出的骨折近端。尺侧偏移时，肘尖偏向内侧，外侧可扪及骨折近端；桡侧偏移时，肘尖偏向外侧，内侧可扪及骨折近端。

（2）常见并发症：合并肱动脉损伤或受压者，肘部严重肿胀、剧痛，手部皮肤苍白或发绀、发凉，感觉异常，运动瘫痪，桡动脉搏动减弱或消失，即出现所谓的"5P"征。其中，最为重要的是前臂和手的疼痛以及被动伸指疼痛。合并神经损伤者，表现为该神经支配区域的运动和感觉障碍。以正中神经损伤最为多见，出现"手枪手"，即表现为拇指和示指不能屈曲、中指屈曲不全、拇指不能对掌等症状。

## 四、检查

可通过肘关节正侧轴位X线片了解骨折分型，以及是否有旋转、嵌插。怀疑有血管损伤者可行彩色B超检查，怀疑有神经损伤者可行肌电图检查。

## 五、诊断

（1）有跌倒时手掌或肘后着地的外伤史。

（2）较多发生于儿童。

（3）肘部有肿胀、疼痛、畸形、压痛、功能障碍。

（4）注意有无神经、血管损伤。

（5）X线检查可确定骨折移位情况和类型。

（6）应与肘关节后脱位和肱骨小头骨骺分离相鉴别。

## 六、林创坚教授手法治疗肱骨髁上骨折的经验

及时准确的复位、切实有效的固定、合理的练功、适当的体位、必要的用药是治疗肱骨髁上骨折的基本原则。尽快地恢复患肢功能，防止肘部畸形是治疗的目的。骨折的复位是治疗的关键。尽早复位能有效地减轻伤肢的过度肿胀，纠正或防止血管、神经损伤等并发症的发生。准确的复位是预防肘内翻畸形的前提。手法复位、夹板固定是肱骨髁上骨折首选的治疗方法。其复位要求较高，应尽可能达到解剖复位，尤其要彻底纠正骨折远端的尺偏、尺嵌、尺倾和内旋移位，并允许在纠正这些移位时出现轻微的"矫枉过正""宁桡勿尺"。肱骨髁上骨折为关节外骨折，一般愈合后遗留关节功能障碍的患者仅为极少数。手术切开复位则易损伤关节，造成功能障碍、骨化肌炎等严重后遗症，故应严格掌握其切开指征。

### （一）复位

1. 手法复位

（1）伸直型骨折的手法整复：采用局部麻醉或臂丛神经阻滞麻醉。患者取坐位，一助手握住伤肢的上臂，另一助手握住伤肢的前臂，并顺势做拔伸牵引，矫正重叠移位。对尺偏型骨折，若骨折远端旋前伴有向尺侧移位，在助手的拔伸牵引下，医者一手握住骨折近端，另一手握住骨折远端，用对抗旋转和内外推端的手法，把骨折远端旋后、骨折近端旋前，在矫

正旋前畸形的同时，两手相对挤压，把骨干向内推、骨折远端往外推，即可矫正尺侧的移位。如果是桡偏型骨折，则把骨折远端往内推、骨折近端向外推。内外侧的移位矫正后，医者用双拇指按住肘后方的骨折远端及鹰嘴，并向前推顶；余指环抱肘前方的骨折近端，向后拉压，并令骨折远端的助手在牵引下徐徐屈曲肘关节，常可听到骨折复位的骨擦音。此时，将肘关节屈曲成90度，触摸肘部的前后方和内外侧，如在骨折的远、近端摸不到骨畸形，骨折端稳定，无骨擦音，鹰嘴没有向内侧偏移，则提示骨折已复位。此时，医者改用屈伸展收的手法，即一手固定骨折部，另一手握住伤肢的前臂，并将肘关节置于90～120度的位置上，接着将前臂向桡侧伸展，使骨折断端的桡侧骨皮质互相嵌插或使骨折远端稍向桡侧偏，防止肘内翻发生。同时应注意，拔伸力度不宜过大，以免将骨折远端过度推向肘前方，或者骨膜受到广泛的剥离，影响骨折端对位的稳定性。

（2）屈曲型骨折的手法整复：患者取坐位，一助手握住伤肢的上臂中段，另一助手握住伤肢的前臂，使肘关节屈曲约100度，前臂旋后位。医者一手以虎口擒拿鹰嘴，拇指及其余4指置于外髁和内髁以握稳肘部，另一手的拇指按住骨折近端的后方，余指按住骨折远端的前方，然后在两助手的协同下，把骨折近端向前上方提升，将骨折远端向后下方推送，令患者缓慢屈肘而得以复位。

2. 牵引复位

（1）适应证：骨折远端尺偏、尺嵌、尺倾、尺碎，以及斜形或粉碎性骨折，经手法复位与夹板外固定后，效果仍不理想或极不稳定；肱骨远端骨骺分离尺偏（Salter Ⅱ型）；旋转移位明显，手法复位效果欠佳；严重肿胀，完全移位；严重开放性骨折、伤口感染、外敷药致皮肤出现过敏性皮炎等不宜手法复位的情形。

（2）方法：骨牵联合皮牵。伸直型骨折可采用尺骨鹰嘴骨牵、前臂屈肘90度皮牵，可行水平牵引，也可上举屈肩悬吊牵引。婴幼儿用巾钳牵引。屈曲型骨折一般移位不大，可用微屈肘皮牵，也可用胶布或海绵条布。根据年龄大小、骨折移位程度，牵引重量一般为1~3千克。

（3）注意事项：①尺神经损伤者，入针时要严格遵守操作规程，仔细定位，由内向外入针。术后观察指动情况。骨折移位和牵引使神经出现牵拉伤和夹板压垫使神经出现压迫伤，在尺偏型骨折中尤其容易出现。患者一般不能主诉症状，体检多难配合，更需引起高度重视。②牵引虽然具有复位效应，但仍需手法配合，尤其是骨折时间较长者。③因骨折愈合快，需及时复查X线片，一般每周2次为宜。牵引时间为2~3周。④注意骨牵加皮牵的牵引方向。屈肘前臂皮牵往往使患肢往上抬起，同时，由于牵引弓等重力作用，水平牵引重量轻时力线常向下偏移，造成骨折端向后移位、向前成角之势。故伸直型骨折牵引力线比水平线要高30度左右，尺偏型骨折牵引力线应外翻15度左右。其他类型以此类推。

## （二）固定

伸直型骨折固定前助手仍需擒拿扶正，使伤肢保持在复位后肘关节屈曲90度、前臂旋后位的位置上。上外敷药后，将平垫放在肘前方，把一梯形垫放在肘后鹰嘴上方。兼有尺偏型骨折者，把塔形垫放在外髁上方、梯形垫放在内髁部；兼有桡偏型骨折者，把塔形垫放在内髁上方、梯形垫放在外髁部。然后依次放好小夹板，由助手固定。医者分3段缚扎。中段和上段用叠瓦式绷带缚扎，下段行超肘关节"8"字交叉缚扎，最后用布带吊前臂于胸前。复位后行4夹板超肘关节固定，伸直型宜屈肘于100～130度位固定，屈曲型宜半屈肘于40～60度位固定。外固定后常规观察血运、指动、感觉等情况。

## （三）功能锻炼

骨折复位固定后即可进行功能锻炼。早期（1～2周）行握拳、伸指和屈伸腕关节等活动，中期（3～4周）行耸肩等活动，解除外固定后应积极地进行肘关节屈伸活动。功能活动应遵循以主动练功为主，被动活动为辅，严禁强力推拉。应区分有利和不利的主动活动，伸直型宜多做屈肘活动，屈曲型宜多做伸肘活动。早、中期限制肩外展、内旋活动，防止肘内翻。另外，要消除患者的恐惧心理，避免其保护性抑制而影响效果。肌力基本恢复后，可逐步行提物、拉凳，并做抗阻力的肌肉收缩（等长收缩）。医者对家属进行指导，对患者进行劝导，使患者能"早动、渐动、会动"，保证肢体活动功能顺利康复。

### （四）辨证用药

按骨折3期辨证处理，外用药物可使用红楼消肿膏，早期肿痛甚者用双柏散。早期中药可内服活血化瘀、消肿止痛之剂，如桃红四物汤加味。积瘀化热、伤肢红肿热痛、口干苦、苔黄、脉弦数者，可服复元活血汤。中期中药可内服和营通络、祛瘀生新之剂，如和营止痛汤等。后期中药可内服补益肝肾、强壮筋骨、疏利关节之剂。

### （五）手术治疗

早期合并肱动脉损伤或筋脉间隙综合征者，应立即手术探查治疗。

## 七、病案

许某，男，8岁。

【主诉】右肘部肿痛1天。

【初诊】患者玩耍追逐时跌倒，致肘部受伤，当地医院诊断为右肱骨髁上伸直型骨折，已行手法复位、小夹板外固定。翌日，复查X线片，发现骨折移位，再次行手法整复，认为骨折对位满意后用夹板做外固定，下午因前臂剧痛而到本院诊治。

【查体】右前臂远端皮肤暗红发凉，感觉迟钝，各手指屈伸受限，被动屈伸各手指时前臂肌肉疼痛，桡动脉搏动细弱。即去除夹板，见肘部肿胀，夹板缝隙间布满张力性水疱，将肘关节置于45度半伸位，桡动脉逐渐搏动有力，肢体转温，予以收入院治疗。

【辅助检查】右肘部正位X线片见右肱骨髁上骨折，骨折远端向外移位；侧位片见骨折远端向上移位，骨折端分离。

【诊断】右肱骨髁上骨折（伸直型），右前臂缺血性肌挛缩（前兆期）。

【治疗】维持尺骨鹰嘴骨骼牵引：患者取仰卧位，右肘部尺骨鹰嘴进针点常规消毒、铺巾、局部麻醉。麻醉起效后，屈肘90度，取直径约20毫米的克氏针从内向外穿过尺骨鹰嘴（于尺骨鹰嘴向远端15横指与距背侧皮缘约1厘米相交处进针，局部肿胀严重时进针距离宜相应增大），套上牵引弓，针的两端戳入小空瓶，以保护衣服不被戳破，牵引弓施重2千克，前臂引力线比水平线要高30度。

【疗效】2月10日，患者右肘经尺骨鹰嘴骨牵引后，患处肿胀明显消退，皮肤张力性水疱消除，部分结痂，各手指血运、感觉、活动正常，继续维持骨牵引。2月14日，骨牵引治疗8日，右肘肿胀明显消退，皮肤张力性水疱消除并结痂，各手指血运、感觉、活动正常。复查床边X线片示：骨折对位对线欠佳，轻度旋转、内侧移位。予骨折手法整复，维持牵引下夹板固定后复查床边X线片示：骨折对位对线良好。继续维持牵引2周。拔除牵引后改用超肘关节外展夹板固定2周，复查X线片示：骨折对位对线良好，骨痂生长良好。拆除夹板后嘱患者加强患肢功能锻炼。

## ⚛ 第六节 ⚛
# 桡骨远端骨折

## 一、对疾病的认识

桡骨远端骨折是指桡骨远端关节面以上2~3厘米的桡骨骨折。桡骨远端骨质疏松膨大，主要由松质骨组成，上端与桡骨干坚质骨相连，此处为力学结构薄弱点，故此处易骨折。桡骨远端呈方形，有掌侧、背侧、桡侧、尺侧4面。掌侧有旋前方肌附着；背侧有4个伸肌腱沟，伸肌腱由此通过；桡骨远端向腕侧延伸，形成桡骨茎突，其桡侧有肱桡肌附着，拇短伸肌腱和拇长展肌腱通过此处的骨纤维性管；桡骨尺侧切迹与尺骨之桡侧半环形关节面形成下桡尺关节，为前臂下端活动的枢纽。桡骨远端关节面与腕骨形成桡腕关节。桡骨茎突较尺骨茎突长1~1.5厘米，桡骨远端关节面向尺侧倾斜20~25度，向掌侧倾斜10~15度，三角纤维软骨盘的一端附着在尺骨茎突桡侧基底部，另一端附着于桡骨之尺骨切迹远侧缘，把桡腕关节与下尺桡关节隔开，三角纤维软骨盘与关节囊及背掌侧韧带相连，为维持下尺桡关节之稳定性的主要结构。

## 二、病因病机

此部位的骨折多为间接暴力损伤所致，如从高处跌下、行走追逐跌倒、滑倒、骑自行车跌倒等。根据损伤机制及移位特点可分为伸直型桡骨远端骨折、屈曲型桡骨远端骨折、桡骨远端背侧缘骨折脱位、桡骨远端掌侧缘骨折脱位、桡骨茎突骨折。暴力严重时，骨折呈粉碎性并严重移位，常合并有尺骨茎突骨折、下桡尺关节脱位、三角纤维软骨盘撕裂。骨折移位严重时，手部掌背侧的屈肌腱及伸肌腱可相应发生扭转和移位，移位骨折偶可引起腕正中神经损伤。

## 三、分型

（1）伸直型桡骨远端骨折（科利斯骨折）多见于跌倒时手撑地，肘部伸展，前臂旋前，腕背伸应力传导至桡骨远端，掌面骨质受张力作用而骨折，背侧骨折受压力作用而嵌插或粉碎。腕背侧的直接打击如摩托车摇柄的反弹可造成此种损伤，但现已少见，其移位特点是：①桡骨远端掌侧成角；②向背侧移位；③嵌插；④向桡侧移位；⑤尺侧成角；⑥旋后畸形。以上错位形成典型的餐叉样畸形，使掌倾角减小或呈负角改变。

类型：伸直型桡骨远端骨折分型不统一，为便于说明骨折移位情况，以利于指导治疗，此类骨折分为4种类型。①骨折断端向掌侧成角，骨折线未进入关节面；②骨折向桡侧移位，桡骨远端关节面无骨折伴尺骨远端骨折，常造成尺骨茎突撕脱骨折；③桡骨远端关节面骨折，骨折线通过关节面，但关节面无粉碎，骨折远端向背侧移位，掌侧嵌插短缩、成角；④骨折远端呈粉碎性骨折，骨折块分离移位，断端嵌插短缩。

（2）屈曲型桡骨远端骨折（史密斯骨折）多见于腕掌屈位跌倒，手背着地，骨折远端移向掌侧，使掌侧皮质骨嵌插或粉碎。直接暴力也可造成此类骨折，骨折平面与科利斯骨折相同，但移位方向相反，也称反科利斯骨折。

类型：①骨折线为横形，自背侧通达掌侧，未波及关节面，骨折远端连同腕骨向掌侧移位，向背侧成角；②骨折线斜行，自背侧关节面的边缘斜向近侧或掌侧，骨折远端连同腕一并向掌侧及近侧移位。

（3）桡骨远端掌侧缘和背侧缘骨折脱位（巴顿骨折）较为少见，两者中跌倒时发生掌侧缘骨折脱位较多见。背侧缘骨折患者跌倒时腕呈背伸前臂旋前位，桡骨远端背侧缘骨折块呈楔形，包括该关节面的1/3，骨折块移向近侧及背侧，腕关节呈半脱位状。掌侧缘骨折患者跌倒时腕呈掌屈位，手背着地，暴力沿腕骨冲击桡骨远端的掌侧缘，造成骨折，骨折位于桡骨远端掌侧缘，骨折线自桡骨远端关节面斜向掌侧，骨折块较背侧缘骨折少，连同腕骨向掌侧及近侧移位，腕关节呈半脱位状。

（4）桡骨茎突骨折多由患者跌倒时手掌着地，暴力沿腕舟骨冲击桡下端所致。骨折块呈三角形，为关节内骨折，一般无移位，少数骨折远端骨折块向近端桡侧移位。有时受桡侧副韧带牵拉，可引起桡骨茎突小块撕脱骨折。

## 四、临床表现

（1）症状：伤后患者均主诉腕部肿胀、疼痛，腕及手抬起乏力。

（2）体征：伸直型桡骨远端骨折呈典型的餐叉样畸形，屈曲型桡骨远端骨折呈锅铲样畸形，巴顿骨折可见桡骨远端掌侧或背侧呈隆起。局部有压痛，可扪及骨擦感，腕关节活动及前臂旋转活动受限。当骨折严重移位时，偶可引起正中神经的损伤，表现为桡侧三个半手指的掌侧及背侧皮肤感觉障碍，患者手握拳，拇指与示指不能屈曲，中指屈曲不完全。

## 五、诊断

（1）有明确的外伤史。

（2）腕关节肿胀、疼痛，桡骨远端局部压痛，腕指运动不便，前臂旋转活动受限。移位骨折常有典型畸形，伸直型桡骨远端骨折呈餐叉样畸形，屈曲型桡骨远端骨折呈锅铲样畸形，巴顿骨折严重移位时，腕掌背侧径增大，并有枪刺状畸形。

（3）关节X线片可明确骨折类型和移位方向。

## 六、林创坚教授手法治疗桡骨远端骨折的经验

桡骨远端骨折是常见的骨科疾病，往往涉及腕关节的损伤，临床上常因骨折端的短缩、下尺桡关节脱位而造成腕关节疼痛、创伤性关节炎的发生。林创坚教授认为骨折整复时，有足够的拔伸牵引力甚为重要，桡骨骨折端的嵌插得到松解才能使骨折端达到解剖复位。整复后，伤肢维持固定在尺掌偏位置上十分重要，能有效地控制尺桡下关节的脱位。林创坚教授主

张手法整复后应尽早进行腕指功能锻炼，它能有效防止掌指关节粘连。治疗桡骨远端骨折的目的是恢复桡腕关节的正常功能，使骨折尽量达到解剖对位，防止创伤性关节炎的发生。目前国内外学者公认闭合手法整复为最佳治疗方案，采用手法整复、小夹板固定、合理的功能锻炼、必要的用药可取得显著的疗效。陈旧性骨折仅向掌侧成角而无桡偏或重叠移位者，时间虽已达3～4周，仍可按新鲜骨折处理。陈旧性骨折的畸形愈合者，如受伤时间不太长，骨折愈合尚未牢固，可行闭合折骨术治疗，然后按新鲜骨折处理。

## （一）手法复位

### 1. 复位时机

复位时机越早越好，争取在伤后8小时内。时间超过24小时且肿胀明显者，如果血运好，仍可争取复位；时间超过2周且骨折移位明显者，须在麻醉下进行折骨复位。

### 2. 复位准备

医者应仔细阅读X线片，分清骨折类型、移位方向和程度，制订整复方案，准备固定器材，决定是否麻醉。新鲜骨折可不用麻醉，对年老体弱者等不能耐受手法疼痛的患者可行骨折端血肿内局部麻醉。局部麻醉时宜先抽血肿，然后在骨折部位的血肿内注入1%利多卡因5～10毫升，操作时必须注意严格无菌。不管采用何种手法整复，都要严格按照骨折特点及与损伤机制相反的过程进行。

3. 复位方法

（1）伸直型骨折：无移位的骨折不必复位。①有典型移位但骨折远端未粉碎者的复位法：患者取卧位或坐位，一助手握住伤臂上端，肘屈曲90度，前臂置于中立位。医者一手握住伤肢的大鱼际及腕部的桡侧，另一手用拇指按住背侧的骨突（即远端），其余手指扣紧骨折近端的掌侧，将腕关节拔伸。在拔伸中感觉到骨折端移动时，用力把腕关节先向掌侧屈曲，然后稍向尺侧，同时顺势把背侧的骨突向掌侧推迫，将骨折近端向背侧提，使之复位。②有典型移位的桡骨远端粉碎性骨折的复位法：患者取坐位或卧位，屈肘90度，两助手对抗牵引，纠正断端重叠嵌插移位，使粉碎的骨块自然靠拢。医者两拇指并置于骨折远端背侧向下推按，其他手指上提骨折近端，同时远侧助手掌屈矫正背侧移位。医者向尺侧推按骨折远端，远侧助手同时牵患腕向尺侧屈，纠正桡偏移位。然后医者两手捏住复位的断端，远侧助手做掌背屈伸腕关节，使粉碎的桡骨远端关节面塑形，使其恢复平滑。

（2）屈曲型骨折：患者取卧位或坐位，肘关节屈曲90度，前臂中立位或旋后位，一助手持伤肢前臂上段，另一助手握稳患者的大、小鱼际肌部，两助手拔伸牵引，纠正嵌入及重叠移位。医者用两拇指由掌侧将骨折远端向背侧推挤，同时示、中、环3指将骨折近端由背侧向掌侧按压，与此同时，牵引远端的助手在持续拔伸下将腕关节背伸、尺偏，使之复位。

（3）巴顿骨折：复位方法主要有以下两种。①背侧缘劈裂骨折整复法。患者取卧位，前臂及腕置旋前位，两助手对抗拔伸牵引，医者先摸清楚移位的骨块，将两拇指置于骨块背侧，用力向掌侧推按，远侧助手同时掌屈腕关节，即可顺利复位。②掌侧缘劈裂骨折整复法。患者取卧位，前臂置旋前位，两助手对抗拔伸牵引。医者两拇指将掌侧骨折块向背侧推按，同时其余手指将骨折近端向掌侧按压，远侧助手同时背伸腕关节，使其复位。

（4）桡骨茎突骨折：无移位的不必复位，有移位的先牵引纠正尺偏及重叠移位，逐渐纠正腕关节桡偏，然后医者两拇指抵住桡骨茎突远侧骨块向近侧按压，最后拇指按压骨折块背侧，同时掌屈腕关节以纠正背侧移位。

（5）桡骨远端陈旧性骨折畸形愈合：在臂丛麻醉下，患者取平卧位，患肢外展，肘关节屈曲90度，前臂旋前。一助手握持前臂上段，另一助手握持患肢的大、小鱼际肌部。医者两拇指置于骨折远端的桡侧，余指抱住骨折近端的尺侧，在助手持续的拔伸牵引下，医者运用摇摆转动、顶压折断等手法，耐心地、反复地进行对抗旋转，力量由小至大，使骨痂完全折断、粘连的组织得以松解。最后再按新鲜骨折进行手法整复。

**（二）固定**

复位后，局部外敷药物。用4块夹板超腕关节固定。

（1）固定方法：①伸直型骨折：远端背侧和近端掌侧分别放一平垫，夹板上端达前臂中上1/3，背侧夹板和桡侧夹板的下端应超过腕关节，以限制腕的桡偏及背伸活动，掌侧夹板及尺侧夹板不超过腕关节。②屈曲型骨折：在远端掌侧和近端背侧各放一平垫，桡侧夹板和掌侧夹板下端应超过腕关节，以限制手腕的桡偏及掌屈活动，尺侧和背侧夹板不超过腕关节。③巴顿骨折：背侧缘劈裂骨折加垫位置及固定方法与伸直型骨折类似，掌侧缘劈裂骨折加垫位置及固定方法与屈曲型骨折类似。对屈曲型骨折及巴顿骨折等复位后不稳定的骨折，在4块夹板固定后，可用一"蘑菇头"夹板（夹板远端用棉花垫塑形，使之隆起约30度）将腕关节固定于掌屈位或背伸位。最后将前臂置于中立位，屈肘90度，悬挂于胸前。

（2）固定时间：成人4~6周，儿童3~4周。

### （三）功能锻炼

骨折复位固定后，即可积极开展指间关节、掌指关节屈伸功能锻炼及肩肘关节活动。拆除夹板后，做腕关节屈伸、旋转和前臂旋转功能锻炼。

### （四）辨证用药

按骨折3期辨证处理，外用药物可使用红楼消肿膏，早期肿痛甚者用双柏散。早期中药可内服活血化瘀、消肿止痛之剂，如桃红四物汤加味。积瘀化热、伤肢红肿热痛、口干苦、苔黄、脉弦数者，可服复元活血汤。中期中药可内服和营通络、祛瘀生新之剂，如和营止痛汤等。后期中药可内服补益肝肾、强壮筋骨、疏利关节之剂，如六味地黄汤等。

### （五）其他治疗

去除夹板后采用中药外用或熏洗疗法，如中药外敷包、伤科外用药酒，配合手法理筋、中药离子导入等物理治疗帮助肩关节功能恢复。

## 七、病案

王某，男，61岁。

【主诉】右腕肿痛、畸形，活动受限1小时。

【初诊】患者1小时前在家中厕所不慎跌倒，致右腕肿痛、畸形，活动受限。伤后来诊。

【查体】表情痛苦，对答清楚，右桡骨远端呈餐叉样及枪刺样畸形，腕部肿痛，示、中二指感觉麻木，各手指屈伸障碍，右桡骨远端可触及骨擦感。舌淡红，苔薄，脉弦细。

【辅助检查】X线片显示右桡骨远端呈粉碎性骨折，骨折远端向桡侧及背侧移位，断端嵌插缩短，骨折线波及腕关节面，下桡、尺关节分离，可见尺骨茎突骨折。

【诊断】右桡骨远端粉碎性骨折（伸直型），右下桡、尺关节脱位，右尺骨茎突骨折。

【治疗】该患者的治疗方法如下。

（1）手法复位：患者取坐位，患肢屈肘90度，前臂中立位。患者将伤肢前臂置于中立位，助手握其上段。医者一手握持伤肢骨折近端，掌心向上，拇指及其余4指紧握两旁；另一手握着伤肢的远端，持续对抗牵引，将嵌插缩短拉开，解除餐叉样畸形。牵引要求稳而有力，在维持牵引下先纠正骨折远端的背侧移位。

（2）端挤捏正：触摸骨折端复位情况。在牵引下进行适当的旋转扳动，可解除折端的旋后嵌插，结合端挤捏正手法纠正侧方移位，并推挤下桡、尺关节复位，随之屈腕向下以恢复掌倾角。用拇指触摸检查桡骨远端的背侧及桡侧骨折断端平面是否平整，下桡、尺关节是否达到复位要求。

（3）固定：维持复位后位置，两助手维持牵引固定骨折断端。医者给予骨折端外敷双柏散药物，然后用4块夹板超腕关节固定。远端背侧和近端掌侧分别放一平垫，夹板上端达前臂中上1/3，背侧夹板和桡侧夹板的下端应超过腕关节，以限制腕的桡偏及背伸活动，掌侧夹板及尺侧夹板不超过腕关节。

复查X线片：骨折对位对线良好，下桡、尺关节关系正常，掌倾角、尺偏角均已纠正。患臂以三角巾悬吊于胸前，避免患肢下垂。

（4）功能锻炼：骨折复位固定后，即可积极开展指间关节、掌指关节屈伸功能锻炼及肩肘关节活动。4周后拆除夹板，做腕关节屈伸、旋转和前臂旋转功能锻炼。

（5）辨证用药：按骨折3期辨证处理，早期外敷双柏散。早期中药可内服活血化瘀、消肿止痛之剂，如桃红四物汤加味。中期外敷红楼消肿膏，中药可内服和营通络、祛瘀生新之剂，如和营止痛汤等。后期外敷红楼消肿膏，中药可内服补益肝肾、强壮筋骨、疏利关节之剂，如六味地黄汤等。

（6）其他治疗：去除夹板后采用中药外敷或熏洗疗法，如中药外敷包、伤科外用药酒。配合手法理筋、中药离子导入等物理治疗帮助腕关节功能的恢复。

【疗效】治疗8周后，患肢腕关节功能完全恢复。

# 参考文献

［1］范德辉. 龙氏治脊疗法［M］. 广州：广东科技出版社，2015.

［2］李晓光. 系统整脊学［M］. 福州：福建科学技术出版社，2019.

［3］廖品东. 小儿推拿学［M］. 北京：人民卫生出版社，2012.